临床技能培训实用教程

主 编　周琦　钟强

副主编　康皓　曾铁英　陈瑜　闵亚兰

主 审　刘文励　魏明发

编 者（以姓氏笔画为序）

于明峰　王珅　韦旺　卞毅　叶娟

冯玲　朱鹏　刘春艳　刘谨文　许爱军

李恒　李开艳　肖芳　吴薇　余楠

闵亚兰　张文艳　张伟凯　张津铭　张晓琦

陆俊　陈瑜　周琦　周匡果　周志强

赵吉辉　钟强　洪振亚　贾凌威　高纯

康皓　逯超　程琪　曾铁英　熊鹏

熊盛道　潜艳

人民卫生出版社

·北 京·

图书在版编目（CIP）数据

临床技能培训实用教程 / 周琦，钟强主编 . —北京：
人民卫生出版社，2023.1（2023.9 重印）
ISBN 978-7-117-33960-5

Ⅰ.①临… Ⅱ.①周…②钟… Ⅲ.①临床医学 —医
学院校 —教材 Ⅳ.①R4

中国版本图书馆 CIP 数据核字（2022）第 203270 号

人卫智网	www.ipmph.com	医学教育、学术、考试、健康，购书智慧智能综合服务平台
人卫官网	www.pmph.com	人卫官方资讯发布平台

临床技能培训实用教程
Linchuang Jinengpeixun Shiyongjiaocheng

主　　编：周　琦 钟　强
出版发行：人民卫生出版社（中继线 010-59780011）
地　　址：北京市朝阳区潘家园南里 19 号
邮　　编：100021
E - mail：pmph @ pmph.com
购书热线：010-59787592　010-59787584　010-65264830
印　　刷：北京九州迅驰传媒文化有限公司
经　　销：新华书店
开　　本：850×1168　1/16　印张：13
字　　数：421 千字
版　　次：2023 年 1 月第 1 版
印　　次：2023 年 9 月第 2 次印刷
标准书号：ISBN 978-7-117-33960-5
定　　价：58.00 元

打击盗版举报电话：010-59787491　E-mail：WQ @ pmph.com
质量问题联系电话：010-59787234　E-mail：zhiliang @ pmph.com
数字融合服务电话：4001118166　E-mail：zengzhi @ pmph.com

前　言
PREFACE

临床医学是一门实践性极强的学科。将医学生培养成合格的临床医师必须加强基础理论、基本知识和临床基本技能严格规范的训练。

2013年，华中科技大学同济医学院第二临床学院临床技能教学与培训中心被教育部授予"国家级临床技能教学与培训中心"。次年，第二临床学院开始设置"临床基本技能"课程，授课对象为临床医学专业五年制、八年制和德语班以及中西医结合专业等的学生，累计已培训近2 200名医学生。经过几次对授课范围的修订，现在每位医学生将接受34项临床基本技能培训，涉及内、外、妇、儿、麻醉、急诊、感染、护理等多个专科，内容涵盖了国家临床执业医师资格考试实践技能的考核内容。近几年，我校医学毕业生在医师资格考试中的成绩取得了极大提升。我院学生也在中国大学生医学技术技能大赛中，获得一次特等奖和三次一等奖的佳绩。

本课程的教学大多以姜保国、陈红教授主编，人民卫生出版社出版的《中国医学生临床技能操作指南》（第3版）为主要教材。我院临床教师总结多年临床技能教学实践的经验和体会，编撰了配套的《临床技能培训实用教程》一书。

全书纳入34个项目，以每个项目为一章。每章有中文教学大纲、英文教学大纲、规范的操作流程、评分标准和临床情景实例与临床思维分析题目，内容翔实，紧贴"临床基本技能"课程教学需求。课程的开展以大纲指导学习方向，学生实际技能操作以规范的临床情景操作流程来引导，以评分标准来检测学生临床技能操作的正确性，并在操作中融入临床思维。希望这样一部具有同济特色的教学辅助书籍，能帮助医学生提高临床实践能力。

本书是各位临床教师勤奋工作的结晶，能够顺利出版，也得到了华中科技大学同济医学院第二临床学院各位领导的关怀和支持，在此一并表示衷心的感谢。由于我们经验和水平有限，编写中肯定存在不足或错误之处，敬请广大读者不吝批评指正，以便再版时修改和完善。

周琦　钟强
2022年5月

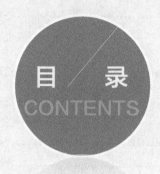

目 / 录
CONTENTS

第1章 心肺复苏

第一节 中文教学大纲

一、目的和要求

1. 了解心肺复苏的适应证、禁忌证。
2. 掌握成人基础生命支持的相关理论和操作技能。
3. 熟悉成人高级生命支持的部分相关理论和操作技能。
4. 熟悉心搏骤停的常见病因和可逆因素。

二、学习重点和难点

1. 基础生命支持操作的准确性和连贯性。
2. 高级生命支持中团队配合与流畅性。

三、学习内容和要点

1. 心肺复苏的定义。
2. 心肺复苏的适应证与禁忌证。
3. 心搏骤停的常见病因与可逆因素。
4. 成人基础生命支持理论与操作技术。
5. 成人高级生命支持理论与操作技术。

四、英语词汇、专业术语

心肺复苏 cardiopulmonary resuscitation，CPR
成人基础生命支持 adult basic life support，ABLS
高级生命支持 advanced cardiovascular life support，ACLS
自主循环恢复 recovery of spontaneous circulation，ROSC
院外心搏骤停 out-of-hospital cardiac arrest，OHCA
院内心搏骤停 in-hospital cardiac arrest，IHCA

五、参考资料

［1］姜保国,陈红.中国医学生临床技能操作指南［M］.3 版 . 北京:人民卫生出版社,2020.

［2］MONICA E KLEINMAN,ZACHARY D GOLDBERGER,THOMAS REA,et al.Circulation.2017 American Heart Association Focused Update on Adult Basic Life Support and Cardiopulmonary Resuscitation Quality:An Update to the American Heart Association Guidelines for Cardiopulmonary Resuscitation and Emergency Cardiovascular Care［J］.2018,137(1):e7-e13.

［3］ASHISH R PANCHAL,KATHERINE M BERG,KAREN G HIRSCH,et al.2019 American Heart Association Focused Update on Advanced Cardiovascular Life Support［J］.Circulation.2019,140(24):e881-e894.

［4］JASMEET SOAR,IAN MACONOCHIE,MYRA H WYCKOFF,et al.2019 International Consensus on Cardiopulmonary Resuscitation and Emergency Cardiovascular Care Science With Treatment Recommendations ［J］.Resuscitation,2019,145 :95-150.

六、思考题

1. 哪些临床场景下适用成人基础生命支持？哪些临床场景下应该尽快考虑予以成人高级生命支持？两者有什么区别和联系？

2. 如何提高心肺复苏的质量？

第二节　英文教学大纲

I. Learning Objectives and Requirements

1. Understand the indications and contraindications of cardiopulmonary resuscitation.
2. Master the theories and practice skills of adult basic life support.
3. Familiar with theories and practice skills of advanced cardiovascular life support.
4. Familiar with the common causes and reversible factors of cardiac arrest.

II. Key points and difficulties in learning

1. Accuracy and fluency in adult basic life support practice.
2. Team cooperation and fluency in advanced cardiovascular life support.

III. Contents and main points of learning

1. Definition of cardiopulmonary resuscitation.
2. Indications and contraindications of cardiopulmonary resuscitation.
3. Common causes and reversible factors of cardiac arrest.
4. Theories and practice skills of adult basic life support.
5. Theories and practice skills of advanced cardiovascular life support.

视频 1-1　院外心肺复苏操作流程

第三节 心肺复苏——成人基础生命支持操作流程

(OHCA,单人,含 AED)

一、临床场景

患者李某,男性,50岁,冬季在公园晨练时突发胸痛,随后倒地。您作为受过心肺复苏训练的医师,正好从旁边经过,发现患者意识丧失,呼之不应。您如何处置?公园内有自动体外除颤仪(automated external defibrillator,AED)。

二、用物准备

心肺复苏模型人,自动体外除颤仪,纱布。

三、标准操作流程

1. 确认周围环境安全 "有人倒地,周围环境安全。"

2. 判断心搏骤停 快速观察患者,患者无反应、无呼吸或仅仅为喘息样呼吸,10s内判断患者有无脉搏,立即启动急救系统,开始心肺复苏,准备除颤仪。

"你怎么了?醒醒!……"(靠近患者耳朵大声呼喊,同时拍打患者肩部)

"你怎么了?醒醒!……"(靠近患者对侧耳朵大声呼喊,同时拍打患者肩部)

"1001,1002,1003,1004,1005,1006,1007,……"(右手示指、中指置于患者喉结外侧1cm处,触摸颈动脉搏动,判断脉搏不超过10s,同时观察患者呼吸情况)

"患者意识丧失,无呼吸,无大动脉搏动。开始心肺复苏!"

3. 启动急救系统 "请大家帮助拨打电话120,这里有人心搏骤停。请大家在附近寻找自动体外除颤仪。"

4. 确认正确体位 将患者置于仰卧位,确保平卧于坚硬的平面上,充分暴露胸前区。跪在患者右侧立即开始胸外按压。

5. 立即开始胸外按压 以100~120次/min的频率进行胸外按压;胸外按压的深度:5~6cm;按压后保证胸廓充分回弹;下压时间等于回弹时间。

(按压部位定位:右手示指、中指置于患者剑突处,左手掌根部贴于右手示指靠患者头端,即为按压部位。按压姿势:一只手掌根部放在胸骨下半部,另一只手平行重叠压在手背上,十指交叉,并保证手掌根部横轴与胸骨长方向一致,肘关节伸直,掌根部、肘关节、肩关节连线与地面垂直,以腰部为支撑点,依靠肩部和背部的力量垂直向下按压。)

"01,02,03,04,05……30"(按压时计数)

6. 开放气道及清理口腔异物 仰头抬颏法:左手小鱼际向后按压患者额部,同时右手向上提拉患者下颌,使患者下颌尖与耳垂的连线与地面垂直;右手示指、拇指打开患者口腔,检查并使用纱布清理患者口腔异物、痰液等,清理气道。

"开放气道并清理异物。"

7. 人工呼吸 胸外按压和人工呼吸比例按照30:2进行,30次按压完毕后接着进行2次人工呼吸。左手小鱼际向后按压患者额部以固定头部,(可在患者口唇上放置纱布或呼吸膜),示指、拇指捏住患者鼻孔,平静地吸一口气,用口唇把患者的口唇罩住,缓慢吹气,吹气时间超过1s,确保呼吸时有胸廓起伏。

8. 使用自动体外除颤仪 如能得到自动体外除颤仪,尽快使用自动体外除颤仪除颤:

(1)首先贴好电极片。电极片位置:根据电极片上标识,一个电极片贴于心底部(右锁骨下,电极片中

3

心位于胸骨右缘第3、4肋间),另一电极片置于心尖部(左乳头下方心尖处,电极板中心在左腋前线第5肋间)。

(2)将电极片插头与主机连接,按"开机键",再按"分析心律键",此时暂停胸外按压,等待机器自动分析心律是否可行除颤。

(3)若为可除颤心律,机器语音提示"建议除颤,请远离患者,充电中,充电完毕",此时按"除颤键",机器完成放电,机器语音提示"放电完成";放电完成后立即继续心肺复苏(CPR)一个周期(一般将一组30:2施救过程称为一个"循环",每5个循环称为一个"周期")。

(4)若为不可除颤心律,机器语音提示"不建议除颤",立即行心肺复苏(CPR)一个周期。

9. 再次评估 一个心肺复苏(CPR)周期完成后,再次评估:检查大动脉搏动,同时再次使用AED分析心律(见第"8步")。

10. 交接 抢救持续至救护车到达接管或患者自主循环恢复。

"抢救完毕,为患者整理衣服。"

注:按2017年美国心脏病协会心肺复苏指南,对于受过专业训练的救护人员,除按照上述30:2的按压-通气比例进行心肺复苏外,也可以按照持续胸外按压(按压频率、按压幅度等同一般要求),同时给予每6s一次,10次/min的人工呼吸。

视频1-2 院内心肺复苏操作流程

第四节 心肺复苏——成人高级生命支持操作流程

(双人、IHCA、含电除颤)

一、临床场景

患者王某,男性,50岁,晨练时突发胸痛,由120救护车送至急诊室,急诊心电图提示急性前壁ST段抬高型心肌梗死,急查心肌酶谱明显升高,在急诊室立即给予阿司匹林300mg嚼服,硝酸甘油0.5mg(舌下含服),氯吡格雷300mg口服,以及他汀类、β受体阻滞剂和镇痛药等处理后,立即送导管室拟行急诊经皮冠状动脉介入术(percutaneous coronary intervention,PCI)。到达导管室时患者突发意识丧失,大动脉搏动不能触及,心电监护提示心室颤动(室颤)。

二、用物准备

1. 患者模具

2. 除颤仪及导电糊

3. 操作用品 纱布、相关抢救药品(肾上腺素、胺碘酮、利多卡因)、气管插管相关物品。

三、标准操作流程

1. 判断心搏骤停,启动急救系统 迅速检查患者意识、呼吸、大动脉搏动,10s内完成。

甲:"你怎么了? 醒醒! ……"(靠近患者耳朵大声呼喊,同时拍打患者肩部)

甲:"你怎么了? 醒醒! ……"(靠近患者对侧耳朵大声呼喊,同时拍打患者肩部)

甲:"1001,1002,1003,1004,1005,1006,1007,……"(右手示指、中指置于患者喉结外侧1cm处,触

摸颈动脉搏动,判断脉搏不超过 10s,同时观察患者呼吸)

甲:"患者意识丧失,无呼吸,无大动脉搏动。开始心肺复苏!"

2. 立即启动急救系统,请助手准备除颤仪。

甲:"请呼叫相关医护人员立即开始抢救,请助手拿除颤仪。"(乙遵嘱准备除颤仪)

3. 开始心肺复苏,同时嘱护士给予肾上腺素。

甲:"请护士记录开始抢救时间,开放静脉通道,静脉注射肾上腺素 1mg,每 3min 重复给药。"

4. 甲确认正确体位 仰卧在坚固的平面床上,若患者躺在软床上,则需垫入硬质按压板。充分暴露胸前区,甲在患者一侧行心肺复苏。

5. 甲立即开始胸外按压 以 100~120 次 /min 的频率进行胸外按压;胸外按压的深度 5~6cm;按压后保证胸廓充分回弹;下压时间等于回弹时间。

(按压部位定位:右手示指、中指置于患者剑突处,左手掌根部贴于右手示指靠患者头端,即为按压部位。按压姿势:一只手掌根部放在胸骨下半部,另一只手平行重叠压在手背上,十指交叉,并保证手掌根部横轴与胸骨长方向一致,肘关节伸直,掌根部、肘关节、肩关节连线与地面垂直,以腰部为支撑点,依靠肩部和背部的力量垂直向下按压。)

甲:"01,02,03,04,05……30"(按压时计数)

6. 乙进行除颤 甲行心肺复苏同时,乙准备除颤仪。取得除颤仪,将除颤仪监护电极与患者连接好:

乙:"开启除颤仪。"

乙:"监护提示心室颤动,准备除颤!"

乙:选择"非同步"。(选择"非同步")

乙:"涂导电糊。"(电极板上均匀涂以导电糊)

乙:"选择双向 200J。"(旋转能量选择按钮,选择双向,调能量为 200J)

乙:"电极接触良好,准备除颤。"(将电极板放置在正确的位置:一个在右锁骨下方,电极板中心在胸骨右缘第 3、4 肋间;另一个在左乳头下方心尖处,电极板中心在左腋前线第 5 肋间)

乙:"充电!"(按下 charge 按键,等待充电)

乙:"请大家离开!"(充电完成请所有人离开)

乙:"放电!"(按下 discharge 按键)

7. 乙除颤完毕后,甲立即继续行胸外按压

甲:"01,02,03,04,05……30"(按压时计数)

8. 开放气道并清理口腔异物 乙在完成除颤后应快速准备好简易呼吸器,立即由乙开放气道及清理口腔异物(在甲按压的同时开放气道)。仰头抬颏法:左手掌按压患者额部,同时右手向上提拉患者下颌,使患者下颌尖与耳垂的连线与地面垂直;右手示指,拇指打开患者口腔,检查并使用纱布清理患者口腔异物、痰液等,清理气道。

乙:"开放气道并清理口腔异物。"

9. 给予胸外按压和人工呼吸 甲完成 30 次胸外按压后,由乙给予人工呼吸 2 次:左手"EC"手法保持气道开放并将面罩严密扣在患者口鼻处,完全包绕口鼻,右手握持简易呼吸器球囊,挤压球囊通气,时间大于 1s,挤压幅度约球囊容积的 1/3,挤压球囊同时观察患者胸廓有无明显起伏。

10. 5 个循环的按压 - 通气 甲乙配合完成 5 个循环的 30:2 按压 - 通气,即 30 次胸外按压,给予 2 次人工呼吸。

注:2017 年美国心脏病协会心肺复苏指南更新提出,双人心肺复苏也可同时进行胸外按压与人工呼吸,即甲按照 100~120 次 /min 的频率持续给予胸外按压,同时乙按照每 6s 一次人工呼吸(简易呼吸器)的频率给予人工呼吸,两者同时进行。

11. 评估 2min(即 5 个循环)后,乙检查心律、脉搏。

乙:"1001,1002,1003,1004,1005,1006,1007,……"(右手示指、中指置于患者喉结外侧 1cm 处,判断脉搏不超过 10s,同时观察心电监护)

(1)若为心室颤动或无脉室性心动过速,由甲予以再次电除颤;除颤后甲、乙立即开始心肺复苏:交换职责,由乙立即开始胸外按压,甲开放气道并进行2次人工呼吸。共5个循环。

乙:"患者无大动脉搏动,心电监护提示心室颤动,再次予以除颤!"（甲予以再次除颤,如前述）

(2)若为不可除颤心律,继续进行心肺复苏:交换职责,由乙立即开始胸外按压,甲开放气道并进行2次人工呼吸。共5个循环。

乙:"患者无大动脉搏动,心电监护提示心电静止,继续心肺复苏!"（乙继续予以胸外按压,如前述）

12. 复苏用药

(1)心肺复苏过程中每3min给予肾上腺素1mg静脉注射。

(2)对于电除颤难以纠正的心室颤动,应给予胺碘酮300mg静脉注射,若不能转复可给予胺碘酮第二次剂量150mg静脉注射;也可考虑给予1~1.5mg/kg体重剂量的利多卡因替代胺碘酮。口头医嘱由负责人工呼吸者发出:

"请护士开通静脉通道。"

"请护士每3min静脉注射肾上腺素1mg。"（口头医嘱,护士执行）

"经多次电除颤患者心室颤动难以纠正,心室颤动难以纠正,给予胺碘酮300mg静脉注射第2次剂量150mg。"

13. 建立高级气道通气 应尽快建立高级气道(气管插管或喉罩),此处以气管插管为例;高级气道建立后,给予人工呼吸(呼吸机或简易呼吸球囊)时按压不停止,呼吸频率为8~10次/min,即每6s给予一次人工呼吸,潮气量6~8ml/kg。每2min检查心律、脉搏,如为心室颤动或无脉室速,可进行电除颤,除颤后立即予新一轮的心肺复苏,直到患者复苏成功,或者死亡。（口头描述）

14. 善后收尾并记录 清理患者胸前导电糊,穿好衣服。简述患者心搏骤停的原因及进一步处置计划。完成抢救记录书写。

甲:"抢救完毕,清理患者胸前导电糊,穿好衣服。"

甲:"患者突发胸痛,心电图提示急性ST段抬高型心梗,心肌酶谱明显升高,可能的心搏骤停原因为急性心肌梗死导致心室颤动,现患者已恢复自主循环,应尽快急诊PCI手术。"

甲:"书写抢救记录。"

甲:"操作完毕!"

第五节　心肺复苏——成人基础生命支持评分标准

（OHCA,单人,含AED）

项目	项目总分	操作要求	评分等级及分值				实际得分
			A	B	C	D	
仪表	3	衣着整洁,仪表端庄	3	2	1	0	
操作过程	83	确认周围环境安全	3	2	1	0	
		迅速检查患者意识反应、呼吸、脉搏,10s内完成判断	6	4	2	0	
		启动急救系统	3	2	1	0	
		正确的体位	3	2	1	0	
		胸外按压(按压部位、姿势)	10	8	6	0	
		胸外按压(频率100~120次/min、深度5~6cm、充分胸廓回弹)	10	8	6	0	

续表

项目	项目总分	操作要求	评分等级及分值				实际得分
			A	B	C	D	
操作过程		清理、开放气道	6	4	2	0	
		人工呼吸(姿势、是否有胸廓起伏、按压 - 通气比按照30∶2进行)	12	8	6	0	
		迅速启用 AED	6	4	2	0	
		AED 正确使用(电极位置、正确使用步骤)	12	8	4	0	
		AED 除颤后立即恢复 CPR	6	4	2	0	
		每个 CPR 周期后再次评估:大动脉搏动,是否为可除颤心律	6	4	2	0	
操作后	4	清洁器械及操作场所	4	3	2	0	
操作质量	10	尽可能减少按压中断,总按压时间占比不低于60%	10	8	6	0	
总计	100						

第六节　心肺复苏——成人高级生命支持评分标准

(IHCA,双人,含除颤)

项目	项目总分	操作要求	评分等级及分值				实际得分
			A	B	C	D	
仪表	3	工作衣帽及口罩,穿戴整齐	3	2	1	0	
操作前准备	3	检查、准备所需物品	3	2	1	0	
操作过程	63	迅速检查患者意识反应、呼吸、脉搏,10s 内完成判断	6	4	2	0	
		正确的体位	3	2	1	0	
		胸外按压(按压部位、姿势、频率、深度、回弹)	6	4	2	0	
		清理、开放气道	6	4	2	0	
		人工呼吸、频率、是否有胸廓起伏,按压 - 通气比按照30∶2进行	6	4	2	0	
		迅速应用除颤仪监测患者心律	6	4	2	0	
		短时间内除颤(电极位置、能量选择、电击次数)	12	8	4	0	
		心肺复苏过程中用药(口头医嘱)	3	2	1	0	
		高级气道通气:气管插管,呼吸频率(口头叙述)	3	2	1	0	

续表

项目	项目总分	操作要求	评分等级及分值				实际得分
			A	B	C	D	
操作过程		2min 迅速检查一次心律、脉搏情况;2min 后两名选手交换按压职责	6	4	2	0	
		复苏用药(口述)	3	2	1	0	
		建立高级气道(口述)	3	2	1	0	
操作后	6	为患者穿好衣服,清洁胸前导电糊,清洁器械及操作场所	3	2	1	0	
		抢救记录(口述)	3	2	1	0	
操作质量及双人配合	25	按规定时间完成;操作熟练;动作连贯;胸外按压时间占比不低于60%;两名选手分工明确,同时能密切配合	25	20	15	0	
总计	100						

第七节 临床情景实例与临床思维分析题目

临床情景实例一

患者,男性,26 岁,消防员,外出执行任务时被蜂蜇伤,数分钟后出现呼吸困难,随后口唇发绀、意识不清。队友立即予以胸外按压和口对口人工呼吸,并拨打 120 电话。你作为 120 急救人员到达现场,有一名护士队友随行,请你和你的队友做出相应处置。

临床思维分析:院前急救,主要考察双人心肺复苏术,气管插管术及过敏性休克的急救处置。注意如果存在喉头水肿,气管插管困难,应考虑紧急环甲膜穿刺(提及)。

临床情景实例二

你作为一名实习医学生,走在上班路上,突然发现前方有一群人围在一起。原来是一名晨起锻炼的老人突然倒在地上,昏迷不醒。旁边家属说老人一直有高血压、糖尿病,最近有胸口不舒服的情况,还没来得及就诊。

临床思维分析:院外单人心肺复苏术。

临床情景实例三

在急诊室,你作为医生接诊一名胸痛 2h 的患者,心电图提示急性广泛前壁 ST 段抬高型心肌梗死。在处置过程中患者突发意识丧失,心电监护提示心室颤动。有一名护士配合你抢救。

临床思维分析:院内双人心肺复苏术(含电除颤)。

临床情景实例四

在急诊室,你作为一名急诊医师,接诊一名外院送入的病因不明的意识障碍患者。心电监护显示生命体征尚稳定。突然护士向您报告,患者呕吐大量胃内容物后面色发绀,进而血氧饱和度测不出,心电监护显示心电静止。一名护士可协助你一起处置。

临床思维分析:院内双人心肺复苏术(含气管插管)。

临床情景实例五

车祸伤患者,CT 及磁共振发现患者 C_6 椎体半脱位。椎体复位并内固定术后第 2 天,患者逐渐出现意识障碍,由骨科转入 ICU,进入 ICU 时发现大动脉搏动不可触及。你作为 ICU 医师和你的助手如何处置。

临床思维分析:院内双人心肺复苏术(含气管插管)。

（撰写人:卞毅　闵亚兰　审阅人:钟强）

第2章 简易呼吸器的应用

第一节 中文教学大纲

一、目的和要求

1. 了解简易呼吸器的组成及连接方法。
2. 熟悉简易呼吸器的工作原理。
3. 掌握简易呼吸器的使用方法。

二、学习重点和难点

1. 呼吸气囊的检测。
2. "EC"手法。

三、学习内容和要点

1. 简易呼吸器的适应证。
2. 简易呼吸器的禁忌证。
3. 简易呼吸器的操作手法。
4. 使用简易呼吸器的注意事项。
5. 简易呼吸器的清洁和消毒。

四、英语词汇、专业术语

简易呼吸器 simple respirator
鸭嘴阀 duckbill valve
模拟肺 simulated lung
"EC"手法 "EC" gesture

五、参考资料

[1] 拉萨·甘蒂.急诊医学技术操作流程图解[M].郭伟,译.沈阳:辽宁科学技术出版社,2019.

[2] 于学忠,黄子通.急诊医学[M].北京:人民卫生出版社,2015.

六、思考题

1. 若患者有自主呼吸,应该如何操作?
2. 使用简易呼吸器的适应证有哪些?
3. 如果呼吸器操作中单向阀受到呕吐物、血液等污染时,该如何处理?

第二节　英文教学大纲

I. Learning objectives and requirements

1. Understand the component composition and connection method of the simple respirator.
2. Familiar with the working principle of simple respirator.
3. Master the use of simple respirators.

II. Key points and difficulties in learning

1. Detection of breathing airbag.
2. "EC" gesture.

III. Contents and main points of learning

1. Indications of simple respirator.
2. Contraindications of simple respirator.
3. Operation process of simple respirator.
4. Precautions for using simple respirator.
5. Cleaning and disinfection of simple respirator.

视频 2-1　简易呼吸器的应用操作流程

第三节　操 作 流 程

一、临床场景

患者李某,男性,60 岁,诊断为多器官功能衰竭。患者入院时突发意识丧失,呼吸微弱。

二、用物准备

氧气、流量表、呼吸气囊、氧气连接管、面罩。

三、标准操作流程

1. 医生核对患者姓名、床号,初步判断患者病情,确定需要使用简易呼吸器对患者进行抢救。
2. 置患者于平卧位、去枕,解开患者衣领衣扣,移开床头架。
3. 连接面罩、气囊及氧气连接管,调节流量使储气袋充盈(6~8L/min),心肺复苏应给流量 10L/min。
4. 开放气道:解开衣领,检查口腔有无异物,取出义齿;手法开放气道(三种方法:①仰头抬颏法;②仰头抬颈法;③双手托颌法)。
5. 抢救者位于患者的头侧。用"EC"手法将面罩罩住患者口鼻,按紧不漏气。
6. 呼吸气囊的使用:拇指与示指放置在气囊的中部,其余四指自然分开,用均等的压力挤压气囊,待气囊重新膨起后开始下一次挤压,频率根据患者的年龄而定,一般为 16~20 次 /min,挤压时,双眼平视前方,观察患者。
7. 应尽量在患者吸气时挤压气囊(考试时挤压 5 次)。
8. 观察及评估患者:胸腹运动,皮肤颜色,听诊呼吸音,生命体征,SpO_2 读数,意识变化,面罩有无漏气。
9. 观察胃部胀气情况,必要时插入胃管。
10. 使用呼吸气囊后有效的表现:挤压时可见胸廓抬起(潮气量达到 400~600ml),听诊呼吸音存在,血氧饱和度逐步上升,2min 内达到 97% 以上,面色和口唇转红润,意识状态有改善,心律失常有改善(考生口述)。
11. 若患者情况好转,取下呼吸气囊(若缺氧情况无改善,则准备紧急气管插管)。
12. 整理用物;洗手;记录。

第四节　评　分　标　准

项目	项目总分	操作要求	评分等级及分值				实际得分
			A	B	C	D	
仪表	3	穿工作衣、穿戴整齐	3	2	1	0	
操作前准备	16	医生自我介绍,核对患者姓名、床号	3	2	1	0	
		简单询问病史	3	2	1	0	
		准备好所需物品	5	3	1	0	
		连接简易呼吸器的所有部件备用	5	3	1	0	
操作过程	67	置患者于平卧、去枕,解开衣服衣扣,移开床头架	5	3	1	0	
		检查患者口腔有无异物,手法开放气道(三种方法,选一种)	6	4	2	0	
		抢救者位于患者的头顶方。用"EC"手法将面罩罩住患者口鼻,按紧不漏气	6	4	2	0	
		呼吸囊的使用:拇指与示指放置在皮囊的中部,其余四指自然分开,用均等的压力挤压皮囊,待皮囊重新膨起后开始下一次挤压,频率根据患者的年龄而定,一般为 16~20 次 /min,挤压时,双眼平视前方,观察患者	12	8	4	0	
		若患者有自主呼吸,应尽量在患者吸气时挤压气囊	6	4	2	0	

项目	项目总分	操作要求	评分等级及分值				实际得分
			A	B	C	D	
操作过程		观察及评估患者：胸腹运动、皮肤颜色、听诊呼吸音、生命体征、SpO₂读数、意识变化、面罩有无漏气	12	8	4	0	
		观察胃部胀气情况，必要时插入胃管	8	5	3	0	
		使用呼吸气囊后有效的表现：挤压时可见胸廓抬起（潮气量达到400~600ml），听诊呼吸音存，血氧饱和度逐步上升，2min内达到97%以上，面色和口唇转红润，意识状态有改善，心律失常有改善（考生口述）	12	8	4	0	
操作后	6	完成操作，整理用物	3	2	1	0	
		做相关记录	3	2	1	0	
操作质量	8	"EC"手法使用是否正确	8	5	3	0	
总计	100						

第五节　临床情景实例与临床思维分析题目

临床情景实例一

患者，男性，58岁，因"突发意识障碍3h"入住ICU。头部CT示患者脑干出血。心电监护示：心率136次/min，血压206/125mmHg，血氧饱和度80%。患者鼾声呼吸，呼吸深慢伴暂停。请你紧急处理。

临床思维分析：快速开放气道；简易呼吸器的使用。

参考答案：①将一手掌小鱼际置于患者前额，下压使其头部后仰，另一手的示指和中指置于靠近颏部的下颌骨下方，将颏部向前抬起，帮助头部后仰，开放气道。若口腔内有分泌物，将头偏向一侧，用纱布清理。②将简易呼吸器连接氧气，氧流量设置为8~10L/min，左手拇指和示指呈C形按住面罩（构成"C"字），面罩包裹患者口鼻并贴近，防止漏气，并用中指和无名指托住患者下颌（构成"E"字），挤压简易呼吸器，每次送气400~600ml，频率10~12次/min，使患者血氧饱和度维持在95%以上。

临床情景实例二

患者，女性，43岁，因"头痛1天"入住神经内科病房。住院第2天，你被上级医师安排陪同患者行头颈部CTA检查，在去CT室的途中，患者突发意识丧失，口唇发绀，心电监护显示：心率60次/min，血氧饱和度下降至85%。请你紧急处理。

临床思维分析：对潜在呼吸困难患者外出检查危险性预判；简易呼吸器的使用。

参考答案：①危重患者外出检查时，需要提前准备好简易呼吸器；②使用仰头举颏法开放气道；③连接简易呼吸器，设置氧流量为8~10L/min，左手拇指和示指呈C形按住面罩（构成"C"字），面罩包裹患者口鼻并贴近，防止漏气，并用中指和无名指托住患者下颌（构成"E"字），挤压简易呼吸器，每次送气400~600ml，频率10~12次/min，使患者血氧饱和度维持在95%以上。

临床情景实例三

患者，男性，66岁，因重症肺炎、呼吸衰竭行气管插管、呼吸机辅助呼吸3天。凌晨2:00，呼吸机突然故障,患者血氧饱和度突然降至 70%。请你紧急处理。

临床思维分析:气管插管与简易呼吸器的连接;简易呼吸器配合气管插管的使用。

参考答案:①立即断开气管插管与呼吸机的连接。②连接好简易呼吸器,设置氧流量为 8~10L/min,将简易呼吸器与气管插管连接,拇指与示指放置在皮囊的中部,其余四指自然分开,用均等的压力挤压皮囊,待皮囊重新膨起后开始下一次挤压,频率一般为 10~12 次 /min,待患者血氧饱和度升至 95% 以上,更换新呼吸机,再连接气管插管通气。

临床情景实例四

患者,女性,72 岁,全身麻醉下结肠癌根治术后麻醉未清醒,要求转入 ICU。

在转运去 ICU 的途中,患者突然苏醒,烦躁、呼吸急促,血氧饱和度降至 85%。请你处理。

临床思维分析:使用简易呼吸器转运患者;简易呼吸器配合患者自主呼吸的使用。

参考答案:①连接好简易呼吸器,设置氧流量为 8~10L/min,将简易呼吸器与气管插管连接,拇指与示指放置在皮囊的中部,其余四指自然分开,用均等的压力挤压皮囊,待皮囊重新膨起后开始下一次挤压,频率一般为 10~12 次 /min,使患者血氧饱和度保持在 95% 以上;②与患者交流,嘱其平静呼吸,当患者吸气时,挤压球囊送气;当患者呼气时,松开气囊,使按压皮囊的节律与患者自主呼吸同步。

临床情景实例五

患者,男性,50 岁,拟行全身麻醉下胃癌根治手术,麻醉师置入气管插管后,请你使用简易呼吸器判断插管是否置入成功以及插管的深度是否合适。

临床思维分析:简易呼吸器与听诊器的配合使用。

参考答案:佩戴好听诊器,将简易呼吸器连接气管插管,先将听诊头置于剑突下,然后挤压气囊,听诊胃泡区的声音;如未闻及气过水声,再将听诊器头置于两侧肺部听诊区,分别在挤压气囊时,听诊两侧肺部呼吸音的强弱,对比两侧呼吸音的变化,若无明显差别,则表明气管插管在气道内且置入深度合适。

(撰写人:陆俊　审阅人:钟强)

第3章 电除颤和电转复

第一节　中文教学大纲

一、目的和要求

1. 了解电除颤和电转复的原理。
2. 熟悉电除颤和电转复的适应证、禁忌证。
3. 掌握电除颤和电转复的操作理论及操作技能。

二、学习重点和难点

1. 电除颤操作的准确性和连贯性及与 CPR 的配合。
2. 电转复操作的适应证把握、操作前准备、能量的选择。

三、学习内容和要点

1. 电除颤 / 电转复的定义、相关原理介绍。
2. 电除颤 / 电转复的适应证与禁忌证。
3. 电除颤的操作步骤及注意事项。
4. 电转复的操作步骤及注意事项。

四、英语词汇、专业术语

电除颤 defibrillation
电转复 cardioversion

五、参考资料

[1] 姜保国,陈红.中国医学生临床技能操作指南[M].3 版.北京:人民卫生出版社,2020.

[2] MONICA E KLEINMAN, ZACHARY D GOLDBERGER, THOMAS REA, et al.Circulation.2017 American Heart Association Focused Update on Adult Basic Life Support and Cardiopulmonary Resuscitation

Quality: An Update to the American Heart Association Guidelines for Cardiopulmonary Resuscitation and Emergency Cardiovascular Care [J].2018,137 (1): e7-e13.

[3] Ashish R Panchal, Katherine M Berg, Karen G Hirsch, et al.2019 American Heart Association Focused Update on Advanced Cardiovascular Life Support [J].Circulation.2019,140 (24): e881-e894.

六、思考题

1. 电除颤与电转复有什么区别与联系？分别适用于哪些临床情况？
2. 在心搏骤停患者中,何时、何种情况下进行电除颤？

第二节　英文教学大纲

I. Learning objectives and requirements

1. Understand the theories of defibrillation and cardioversion.
2. Familiar with the indications and contraindications of defibrillation and cardioversion.
3. Master the practice skills of defibrillation and cardioversion.

II. Key points and difficulties in learning

1. Accuracy and fluency in practice of defibrillation; the fluency and coordination between defibrillation and CPR.
2. Understand the indications of cardioversion; preparation for cardioversion; accuracy of energy choice for cardioversion.

III. Contents and main points of learning

1. Definition and the theories of defibrillation and cardioversion.
2. Indications and contraindications of defibrillation and cardioversion.
3. Operation steps and precautions of defibrillation.
4. Operation steps and precautions of cardioversion.

第三节　电除颤操作流程

一、临床场景

患者王某,男,55 岁,因"剧烈胸痛 2h"入院。入院诊断:"急性前壁心肌梗死"。入院急诊 PCI 术中突发意识丧失,心电监护显示心律为心室颤动。

二、用物准备

患者模具;除颤仪;导电糊或纱布,生理盐水。

三、标准操作流程

1. 简单快速向家属交代病情并阐明将立即进行心肺复苏及电除颤。

"患者突发意识丧失,心电监护提示心室颤动,开始抢救!"

"请助手立即开始行心肺复苏,立即取得除颤仪。"

2. 患者平卧于病床上,将胸前衣物解开并移走其他异物,特别是金属类物品如项链、衣扣等。确定除颤器需接地线,使患者皮肤不接触床上的任何金属部分。

"清理患者胸前衣物及金属异物,确保患者肢体不与金属床边接触。"

3. 开启除颤仪,选择"非同步"(除颤仪默认状态即为"非同步")。

"开启除颤仪,选择'非同步'。"

4. 电极板上均匀涂以导电糊,或以 4~5 层纱布包裹后在生理盐水中浸湿,但必须注意纱布浸湿后应以不滴水为限度。电极与皮肤的接触应紧密。

"涂导电糊。"

5. 旋转能量选择按钮,在有效能量范围内选择能量。单向波:一直使用 360J;双向波:200J。

"选择双向 200J。"

6. 将电极板放置在正确的位置。前侧位:一个在右锁骨下方,电极板中心在胸骨右缘第 3、4 间;另一个在左乳头下方心尖处,电极板中心在左腋前线第 5 肋间。前后位(主要用于 AED 电极贴):一个在前胸部胸骨左缘第 4 肋间水平;另一个在背部左肩胛下区。注意,两个电极间最小距离 10cm,距离植入式心律转复除颤器(implantable cardioverter defibrillators,ICD)或植入式起搏器 8cm 以上。迅速通过电极板导联观察心律,确认心室颤动。

"电极接触良好,提示心室颤动,准备除颤。"

(除颤仪手柄按压力量 5~10kg;部分型号除颤仪电极与皮肤接触良好时显示为绿灯,接触不良时显示黄灯或红灯)

7. 右手拇指按下所持心尖电极板(标有"APEX")手柄上的充电按钮(charge),充电期间助手可持续为患者进行胸外按压,充电完成时仪器发出持续性蜂鸣声,提醒旁观者站开,双手拇指同时按下两个电极板手柄上的放电按钮(discharge),完成除颤过程。

"充电!"(按下 charge 按键)

"请大家离开!"(等待充电)

"放电!"(按下 discharge 按键)

8. 在电除颤之后,请助手继续行心肺复苏 2min,2min 后检查脉搏、心律;如除颤成功,通过心电监护继续对患者进行连续的心电监测,清理患者胸前区导电糊,为患者穿好衣服。

"除颤完毕,请助手继续为患者行心肺复苏 2min。"

"2min 后检查患者脉搏、心律,患者自主循环恢复,心电监护提示为窦性心律,除颤成功。"

"清理患者胸前导电糊,穿好衣物。"

视频 3-1　电复律操作流程

第四节　电复律操作流程

一、临床场景

住院患者李某,男,42 岁,因"心悸 1 天"入院。入院诊断:"阵发性心房扑动"。拟行电复律恢复窦性心律。

二、用物准备

患者模具;除颤仪;导电糊或纱布,生理盐水。

三、标准操作流程

1. 核对患者姓名及床号,快速简单向患者及家属交代病情并阐明将进行的操作,取得患者同意及配合。

"您好,我是您的管床医师。请问您是 4 床患者吗?请问您叫什么名字。"

"请让我核对一下您的腕带。好的,谢谢。"

"您的心悸是由于阵发性心房扑动引起的,所以要进行电转复治疗。刚才已经向您介绍了电转复的相关风险,您已知晓并已签署了同意书。我现在将要为您进行电转复操作,希望您能配合,谢谢!"

2. 患者平卧于病床上,将胸前衣物解开并移走其他物品,特别是金属类物品如项链、衣扣等;胸部多毛的患者应备皮,如患者有义齿应卸去。确定除颤器需接地线,使患者皮肤不接触床上的任何金属部分。

"请您脱掉上衣。"(帮助患者脱去上衣,暴露胸前区)

"请您把身上的金属物品拿开。"(胸部多毛的患者应备皮,如患者有义齿应卸去,口头叙述。)

"现在请您平卧在床上,注意四肢和身体不要和金属床边接触。"

3. 转复前描记 12 导联心电图,确认心律。

"现在为您做一个心电图。"(为患者再次行心电图检查确认心律,口头叙述)

4. 镇静:给予地西泮 10mg 静脉注射。

"请护士为患者静脉注射地西泮 10mg。"(口头医嘱)

5. 开启除颤仪,选择"同步"。

"开启除颤仪,选择'同步'。"(除颤仪默认状态为"非同步",应调整为"同步")。

6. 电极板上均匀涂以导电糊,或以 4~5 层纱布包裹后在生理盐水中浸湿,但必须注意纱布浸湿后应以不滴水为限度。

"涂导电糊。"

7. 旋转能量选择按钮,在有效能量范围内选择能量。初始能量 50J,如无效给予 100J 重新复律。3 次以上未复律成功则不应再尝试。

"选择能量 50J。"

8. 将电极板放置在正确的位置。前侧位:一个在右锁骨下方,电极板中心在胸骨右缘第 3、4 肋间;另一个在左乳头下方心尖处,电极板中心在左腋前线第 5 肋间。粘贴式电极,常用前后位:一个在前胸部胸骨左缘第 4 肋间水平;另一个在背部左肩胛下区。

注意:两个电极间最小距离 10cm,距离 ICD 或植入式起搏器 8cm 以上。

"电极接触良好。"

(除颤仪手柄按压力量 5~10kg;部分型号除颤仪电极与皮肤接触良好时显示为绿灯,接触不良时显示黄灯或红灯)

9. 右手拇指按下所持心尖电极板(标有"APEX")手柄上的充电按钮(charge),充电完成时仪器发出持续性蜂鸣声,提醒旁观者站开,双手拇指同时按下两个电极板手柄上的放电按钮(discharge),等待 1~3s,除颤仪自动完成放电过程。

"充电!"(按下 charge 按键)

"请大家离开!"(等待充电)

"放电!"(按下 discharge 按键)

10. 在电复律之后,复查心电图,了解电复律情况,并继续对患者实施心电监护。

"您好!现在已经为您完成电复律了。请问您有不舒服么?您心慌情况有改善么?""现在我们为您复查一个心电图。"(复查心电图,口头叙述)

11. 清理患者胸前区导电糊,为患者穿好衣服。

"您好!心电图提示您的心律已经恢复为正常的窦性心律!您有不舒服随时通知我们。谢谢您的配合!"(为患者清理胸前导电糊并穿好衣服)

第五节　电除颤评分标准

项目	项目总分	操作要求	评分等级及分值				实际得分
			A	B	C	D	
仪表	2	工作衣,帽子,口罩,穿戴整齐	2	1	0	0	
操作前准备	3	所需物品(口述)	3	2	1	0	
操作过程	75	阐明病情,对心室颤动做出正确判断及处置	10	8	6	0	
		清理胸前衣物及金属异物	5	4	2	0	
		开启除颤仪,选择"非同步"	5	4	2	0	
		涂导电糊	5	4	2	0	
		选择正确的能量(双向 200J,单向 360J)	5	4	2	0	
		电极板放置位置正确	10	8	6	0	
		电极板接触良好	5	4	2	0	
		充电	5	4	2	0	
		提醒助手等离开	5	4	2	0	
		放电	5	4	2	0	
		除颤后请助手继续行心肺复苏	5	4	2	0	
		2min 后检查心律、脉搏	5	4	2	0	
		除颤成功,清理患者胸前导电糊,清理器械	5	4	2	0	
操作质量	20	按规定时间完成;操作熟练;动作连贯	20	15	10	5	
总计	100						

第六节 电复律评分标准

项目	项目总分	操作要求	评分等级及分值				实际得分
			A	B	C	D	
仪表	2	工作衣,帽子,口罩,穿戴整齐	2	1	0	0	
操作前准备	3	所需物品(口述)	3	2	1	0	
操作过程	85	阐明病情,告知患者即将进行的操作并取得患者同意	5	4	2	0	
		患者体位,暴露胸前区,肢体及躯干不与床边接触	5	4	2	0	
		清理胸前衣物、金属异物及多余毛发	5	4	2	0	
		复查心电图	5	4	2	0	
		镇静	5	4	2	0	
		开机,选择"同步"	5	4	2	0	
		涂导电糊	5	4	2	0	
		选择正确的能量,初始能量 50J	5	4	2	0	
		电极板放置位置正确	10	8	6	0	
		电极板接触良好	5	4	2	0	
		充电	5	4	2	0	
		提醒周围人员离开	5	4	2	0	
		放电	5	4	2	0	
		复查心电图	5	4	2	0	
		测量血压、心脏听诊;监护心律、血氧饱和度及意识状态 24h 至稳定	5	4	2	0	
		清理患者胸前导电糊,清理器械	5	4	2	0	
操作质量	10	按规定时间完成;操作熟练;动作连贯	10	8	6	0	
总计	100						

第七节 临床情景实例与临床思维分析题目

临床情景实例一

在急诊室,你作为急诊医生接诊了一名胸痛 2h 的患者,心电图提示急性广泛前壁 ST 段抬高型心肌梗死。在处置过程中患者突发意识障碍,心电监护提示:心室颤动。有一名护士协助你抢救。

临床思维分析:电除颤(含心肺复苏)。

临床情景实例二

慢性肾功能不全维持透析患者,再次至透析室常规透析;因个人原因本次透析较计划推迟了 2 天。准备透析时患者突发意识不清。心电监护提示:心室颤动。

临床思维分析:电除颤(含心肺复苏)。

临床情景实例三

患者,男性,27 岁,反复出现阵发性心慌,可自行停止,未予重视。再发 2h 来院,心电监护提示:阵发性室上性心动过速。血压 75/42mmHg,患者意识模糊。

临床思维分析:电复律(血流动力学不稳定的阵发性室上性心动过速,考虑紧急电复律)。

临床情景实例四

患者,男性,45 岁,反复间断心慌胸闷 3 个月,再发 1 天入院,既往有"甲状腺功能亢进"病史,未规律服药。心电监护提示:快心室率心房颤动,血压 82/45mmHg。经食管超声未见心脏扩大及附壁血栓,生化检查均在正常范围内,予以西地兰、盐酸胺碘酮(可达龙)处理后未见转复窦性心律。

临床思维分析:电复律,纠正心房颤动。抽血送电解质、甲状腺功能及甲状腺免疫全套检查。

临床情景实例五

患者,女性,23 岁,因"发热、咳嗽 3 天"在急诊室就诊,输注头孢类抗生素过程中出现呼吸困难、胸闷、头晕,进而昏迷。立即行心肺复苏,静脉注射肾上腺素 1mg;除颤仪备好后监测心律,提示心室颤动。你作为急诊室医师,请你在助手的配合下完成抢救。

临床思维分析:诊断考虑过敏性休克、心搏骤停;电除颤及院内双人心肺复苏术,监测血压、心律。

（撰写人:卞毅　审阅人:钟强）

第4章 气管内插管（经口）

第一节 中文教学大纲

一、目的和要求

1. 掌握气管内插管适应证、禁忌证和并发症。
2. 掌握经口明视气管内插管操作步骤并能独立完成操作。

二、学习重点和难点

1. 重点 经口明视气管内插管操作要点（适应证识别，导管选择，声门显露，位置确认以及固定）。
2. 难点 不同适应证时操作注意事项；小儿病例导管规格及深度选择。

三、学习内容和要点

1. 气管内插管的目的，适应证与禁忌证。
2. 操作前准备：患者核对，适应证确认，用物准备与检查。
3. 经口腔明视插管术的操作步骤、要点和注意事项。
4. 气管插管可引起的意外或并发症及其防治措施。

四、英语词汇、专业术语

气管内插管术 endotracheal intubation
球囊面罩通气 Bag-Valve-Mask ventilation

五、参考资料

［1］陈孝平,汪建平,赵继宗.外科学［M］.9 版.北京:人民卫生出版社,2018.
［2］姜保国,陈红.中国医学生临床技能操作指南［M］.3 版.北京:人民卫生出版社,2020.
［3］陈翔,吴静.湘雅临床技能培训教程［M］.北京:高等教育出版社,2016.

六、思考题

1. 喉头水肿为气管内插管禁忌证,若有过敏性休克患者喉头水肿至心搏骤停,要不要行气管内插管?

2. 若呼吸停止的患者气管内插管失败,如何管理患者气道?

第二节　英文教学大纲

I. Learning objectives and requirements

1. Master the indications and contraindications of endotracheal intubation.

2. Master the operation steps of the endotracheal intubation and complete the operation independently.

II. Key points and difficulties in learning

1. Key points　The main points of the operation of endotracheal intubation(indication identification, catheter selection, glottis exposure, catheter position confirmation and fixation).

2. Difficulties　Operation precautions for different indications; catheter specifications and depth selection in pediatric cases.

III. Contents and main points of learning

1. The purpose, indications and contraindications of endotracheal intubation.

2. Preparation before operation: patient check, indication confirmation, preparation and inspection of materials.

3. The operating steps, points and precautions of endotracheal intubation.

4. Prevention and treatment measures for accidents or complications caused by endotracheal intubation.

第三节　操 作 流 程

一、临床场景

患者刘某,男性,57 岁。因"意识丧失 2h"入急诊室。既往史:鼾症 3 年,高脂血症病史 10 年。主治医师判断患者昏迷合并上呼吸道梗阻,低氧血症,决定行气管内插管,请你作为住院医生执行气管内插管操作。

二、用物准备(急诊室环境)

氧源,面罩,吸氧管,简易呼吸器 / 呼吸机,吸引器,口 / 鼻咽通气道,吸痰管,纱布,喉镜,气管导管,注射器(10ml),牙垫,镇静药,听诊器,管芯,胶布,检查手套等。

三、标准操作流程

1. 操作人员戴帽子、口罩。

2. 医生表明身份,核对患者姓名、住院号及签署同意书,快速了解病史。

3. 检查物品是否完备,检查呼吸囊完好并连接氧源,选择合适型号喉镜片及导管并检查气囊完好,用石蜡油充分润滑导管及管芯并塑形。

4. 确保光照良好,操作者位于患者头侧(立/坐均可)。

5. 摆好体位:仰卧位,头稍后仰成嗅物位。

6. 开放气道:检查口腔,清理异物及活动义齿,球囊面罩给氧。

7. 左手持喉镜,经右侧口角缓慢置入喉镜片,顺序显露悬雍垂、会厌,将舌体推至左侧,保持喉镜处于正中位置。

8. 喉镜片尖端进会厌谷直至会厌根部,顺喉镜柄方向轻提喉镜,使会厌抬起,显露下方的声门。避免口唇受压,避免以牙齿为支点。

9. 右手握持导管中后 1/3,顺导管弧度,明视下将导管尖端通过声门约 1cm。

10. 拔除管芯,并继续置入导管,直至预定深度(22~24cm)。

11. 置入牙垫,退出喉镜片,气囊充气。

12. 手捏球囊经气管导管通气,听诊胃泡区及双肺确认导管位置。

13. 采用两条胶布以十字交叉法固定气管导管。

14. 气管插管成功后,吸痰,湿化处理。

15. 合理设置通气参数行辅助或控制通气。

16. 清点并整理用物,完善记录。

第四节 评 分 标 准

项目	项目总分	操作要求	评分等级及分值				实际得分
			A	B	C	D	
仪表	3	穿工作衣,戴口罩、帽子,穿戴整齐	3	2	1	0	
操作前准备	30	表明身份,核对姓名、住院号、同意书	5	3	1	0	
		快速了解病史	3	2	1	0	
		简易呼吸器或呼吸机检查(密闭性,面罩大小)	3	2	1	0	
		导管 3 根(男 7.5~8.5 号,女 7.0~8.0 号)	3	2	1	0	
		导管准备(润滑、气囊检查,管芯塑形)	5	3	1	0	
		喉镜检查(光源、喉镜片)	3	2	1	0	
		吸引器检查(吸引管及吸痰管功能良好)	3	2	1	0	
		其他物品(药品、牙垫、胶布、听诊器)	5	3	1	0	
操作过程	54	洗手,快速消毒,戴手套	5	3	1	0	
		体位(仰卧,垫头枕,嗅物位)	5	3	1	0	
		开放并清理气道,纯氧通气	6	4	2	0	
		置入喉镜(开口,右侧口角置入,缓慢置入,将舌体推向左侧)	8	5	2	0	
		显露声门(左手持镜,向前上方轻提喉镜,避免牙齿损伤)	6	4	2	0	
		置管(右手持管,尖端送入声门,及时退出管芯,再行置入导管)	8	5	2	0	

续表

项目	项目总分	操作要求	评分等级及分值				实际得分
			A	B	C	D	
操作过程		置入牙垫,退出喉镜	4	2	1	0	
		确认位置(气囊充气,听诊双肺及胃泡区,深度22~24cm)	9	6	3	0	
		导管位于气管内	3	2	1	0	
操作后	8	妥善固定	3	2	1	0	
		整理衣物、用物,洗手,完善记录	5	3	1	0	
熟练度	5	顺序合理,手法正确,动作流畅	5	3	1	0	
总计	100						

第五节　临床情景实例与临床思维分析

临床情景实例一

患者,男性,73 岁,因"误吞鸡骨头 1 天"入院,拟急诊行全身麻醉下食管异物取出术。体检发现患者仅剩上颌一颗松动的门牙,要求尽量保留这最后一颗牙齿。已经完成全身麻醉诱导,请给该患者进行气管内插管。

临床思维分析:气管内插管有潜在牙齿损伤,重在预防。

参考答案:提前告知患者及家属有牙齿损伤或脱落的潜在风险,取得知情同意。置入喉镜及气管导管时避开松动牙齿,如果难以避免要接触松动牙齿可提前以纱布保护,避免万一脱落时掉落至下呼吸道。一旦牙齿脱落,必须找到脱落的牙齿,必要时可行 X 线检查,妥善保存脱落牙齿(如生理盐水浸泡),请口腔科会诊处理。

临床情景实例二

患者,女性,25 岁,因"腹痛 1 天"入院,诊断"腹痛待查",既往有支气管哮喘病史,近 1 个月没有发作,拟于全身麻醉下行剖腹探查术。已经完成全身麻醉诱导,请给该患者进行气管内插管。

插管时,声门显露清晰,明视下置入气管导管,听诊双肺呼吸音不清晰,此时发生了什么,如何处理?

临床思维分析:正确判断气管导管位置;结合支气管哮喘病史,应考虑支气管痉挛诊治。

参考答案:听诊胃泡区及双肺或监测呼出气 CO_2,以除外气管导管误入食管,若非困难气道,亦可喉镜直视下观察气管导管是否通过声门,或经气管导管行纤维支气管镜检查确认是否在气道内。结合病史,除外误入食管可能后,考虑支气管痉挛。纯氧通气,加深麻醉,扩张支气管平滑肌如 β_2 受体激动剂(沙丁胺醇、肾上腺素等)、糖皮质激素等。

临床情景实例三

患者,女性,51 岁,因"发现乳腺包块 1 周"入院,诊断"左侧乳腺癌"。身高 150cm,体重 60kg,既往无特殊病史,于气管内插管全身麻醉下行"左乳改良根治术"。手术切皮后,监护仪显示血氧饱和度 80%,此时发生了什么,如何处理?

临床思维分析:气管内插管机械通气吸纯氧,血氧饱和度下降。低氧血症原因排查:平时健康的患者应首先排查管道设备因素。

参考答案:患者体型矮小,应警惕气管导管置入过深,误入一侧支气管。观察呼气末 CO_2 波形及数值,观察上切牙处导管刻度,听诊双肺呼吸音是否对称,以确认或除外导管位置改变,若为导管位置过深则根据情况适当调整导管位置;再次检查麻醉机及气源如气源压力、吸入氧浓度、活瓣功能等。

临床情景实例四

患者,男性,68 岁,因"呕血 2h"入院,诊断为"乙型病毒性肝炎,肝硬化失代偿期,失血性休克"。治疗期间心搏骤停,请给该患者行气管内插管。

置入喉镜过程中发现口腔有大量血性液体,此时应如何处置?

临床思维分析:插管时遇口腔反流,及时清理,考虑到误吸,插管后需吸引气道液体,以及其他后续处理。

参考答案:立即将头偏向一侧,使用吸引器吸引清理口腔,尽快完成气管插管并吸引气道血性液体,必要时可予生理盐水反复冲洗气道,预防性使用抗生素,扩张支气管平滑肌,防治支气管痉挛。

(撰写人:周志强 审阅人:许爱军)

第5章 吸氧术

第一节 中文教学大纲

一、目的和要求

1. 掌握安全用氧原则和氧气筒的操作流程。
2. 能够根据患者的病情选择合适的给氧方式和氧流量。

二、学习重点和难点

1. 氧气筒的安装使用。
2. 不同病情的给氧要求。

三、学习内容和要点

1. 患者缺氧程度的评估。
2. 不同病情下给氧工具及氧流量选择方法。
3. 氧气筒的操作流程。
4. 不同吸氧工具的佩戴使用方法。
5. 安全用氧原则。

四、英语词汇、专业术语

氧气吸入 oxygen inhalation
低氧血症 hypoxemia

五、参考资料

[1] 李小寒,尚少梅.基础护理学[M].6 版.北京:人民卫生出版社,2017.
[2] 姜保国,陈红.中国医学生临床技能操作指南[M].3 版.北京:人民卫生出版社,2020.
[3] 曾勉,谢灿茂.呼吸治疗及临床应用[M].北京:科学出版社,2011.

六、思考题

1. 鼻导管与面罩吸氧分别适用于哪些患者？
2. Ⅱ型呼吸衰竭患者的用氧原则是什么？为什么？

第二节　英文教学大纲

I. Learning objectives and requirements

1. To master the safety information of inhaling oxygen and the operation procedure of oxygen tank.
2. Be able to choose the appropriate oxygen therapy according to the patient's condition.

II. Key points and difficulties in learning

1. Installation and application of oxygen devices.
2. Important things to notice during oxygen inhalation for different patients in different conditions.

III. Contents and main points of learning

1. Assessment methods and key points of the severity of hypoxia.
2. Be able to choose the appropriate oxygen therapy according to the patient's condition.
3. Installation and application of oxygen devices.
4. The right way of wearing different types of oxygen tubes.
5. The dos and don'ts to avoid oxygen explosion.

视频 5-1　吸氧术操作流程

第三节　操 作 流 程

一、临床场景

患者金某,女性,76 岁。因"慢性阻塞性肺疾病合并感染"入院,入院生命体征:体温 38.6℃,呼吸 22 次 /min,心率 92 次 /min,血压 122/76mmHg,血氧饱和度 88%。

二、用物准备

1. **氧气筒及支架**
2. **氧气表安装盘**　氧气流量表、一次性湿化装置、扳手。
3. **输氧盘**　一次性吸氧用具、棉签、手电筒、笔、输氧卡、弯盘。
4. **其他**　治疗卡、医嘱单、快速手消毒剂、医用垃圾桶、生活垃圾筒。

三、标准操作流程

1. 自我介绍,核对患者姓名、床号、住院号。

"您好,我是 ×× 医生 / 护士,负责您整个住院期间的治疗 / 护理工作。"

2. 简单询问病史,评估患者病情,确定需要给患者吸氧。

"根据你的情况需要给您吸氧,以改善目前的呼吸状况,您看可以吗?"

3. 酌情将床头摇起,患者取半卧位,评估患者鼻腔有无鼻痂、鼻中隔偏曲、损伤和出血。

4. 准备操作用物,根据患者病情准备鼻氧管。

5. 安装氧表:氧气筒有"四防"及"满"的标记,标识齐全,支架牢固。打开总开关,使少量气体从气门流出冲去灰尘,关好总开关。连接流量表和一次性湿化装置,检查有无漏气。将氧气筒推至患者床旁,选择合适位置妥善放置。

6. 清洁患者鼻腔。

7. 连接一次性吸氧管,调节氧流量 2L/min。将一次性吸氧管前端放于小药杯冷开水中湿润,确认氧气管通畅。

8. 为患者正确佩戴吸氧管,妥善固定,指导患者有效吸氧:

"氧气已经吸上了,谢谢您的配合,感觉还好吗?您先好好休息,我待会儿再来看您。"

9. 处理用物,洗手,做相关记录。

第四节 评 分 标 准

项目	项目总分	操作要求	评分等级及分值				实际得分
			A	B	C	D	
仪表	3	穿工作服、穿戴整齐	3	2	1	0	
操作前准备	16	自我介绍,核对患者姓名、床号、住院号	3	2	1	0	
		简单询问病史,评估患者缺氧及鼻腔情况	5	3	1	0	
		洗手,戴口罩	3	2	1	0	
		准备操作用物	5	3	1	0	
操作过程	67	检查氧气筒,有"四防"及"满"的标记,标识齐全,氧气支架牢固	5	3	1	0	
		打开总开关,使少量气体从气门流出,冲去灰尘,关好总开关。连接流量表和一次性湿化装置,确认无漏气	12	8	4	0	
		将氧气筒推至患者床旁,选择合适位置妥善放置	6	4	2	0	
		清洁患者鼻腔	3	2	1	0	
		连接一次性吸氧管或吸氧面罩,根据患者病情选择合适的氧流量	12	8	4	0	
		将一次性吸氧管前端放于冷开水中,确认氧气管通畅	5	3	1	0	
		为患者正确佩戴吸氧管,妥善固定	12	8	4	0	
		指导患者有效吸氧	12	8	4	0	
操作后	9	观察患者氧疗效果	6	4	2	0	
		处理用物,洗手,做相关记录	3	2	1	0	

续表

项目	项目总分	操作要求	评分等级及分值				实际得分
			A	B	C	D	
操作质量	5	氧表连接无漏气,吸氧工具选择恰当,氧流量合理	5	3	1	0	
总计	100						

第五节　临床情景实例与临床思维分析题目

临床情景实例一

患者,女性,67 岁,因"慢性阻塞性肺疾病(COPD)"入院,入院后出现胸闷不适、呼吸困难,测血氧饱和度为 88%,听诊双侧肺部未闻及啰音。应该采取什么措施缓解患者目前症状?

临床思维分析:慢性阻塞性肺疾病患者的吸氧操作及氧流量要求。

参考答案:慢性阻塞性肺疾病患者多存在二氧化碳潴留,长期二氧化碳潴留对呼吸中枢产生抑制,呼吸的维持是依靠缺氧对周围化学感受器的刺激,一旦给予高流量吸氧,使血氧迅速上升,解除了低氧对外周化学感受器的刺激,则会引起呼吸抑制,加剧二氧化碳潴留。因此,对于该患者应采取低浓度低流量持续吸氧,1~2L/min。

临床情景实例二

患者,男性,72 岁,行心脏瓣膜置换术后第 6 天,神志清楚,输液过程中突然出现烦躁不安,呼吸困难,口唇发绀,不能平卧,伴大汗,咳粉红色泡沫痰,双肺闻及大量湿性啰音,对于该患者应如何氧疗以改善呼吸状况?

临床思维分析:急性肺水肿患者的吸氧操作要点。

参考答案:根据患者的病史及临床表现,可判断患者发生了急性肺水肿。应立即停止输液或减慢滴速、取端坐卧位、予强心利尿等处理,同时,应积极改善患者氧合状况。给予高流量吸氧,如面罩吸氧 6~8L/min,若患者无酒精过敏、近期使用过头孢类抗生素等禁忌证,可考虑使用 25%~30% 酒精对氧气进行湿化,以促进肺泡内泡沫消解。

临床情景实例三

患者,女性,36 岁,既往慢性支气管炎 3 年,近期因淋雨出现发热、咳嗽、咳痰,以"肺部感染"收入院。给予抗感染、对症处理,鼻导管给氧后,症状较前有所好转,血氧饱和度稳定在 100%,经评估可以尝试停止吸氧,请你为该患者停止吸氧。

临床思维分析:停止吸氧的操作流程及注意事项。

参考答案:为患者停止吸氧时注意先将氧管从患者鼻腔取下,再关闭氧气流量表开关,避免因不熟悉开关关闭方向,误操作致使大流量氧气突然冲出,损伤患者气道黏膜或造成不适。若使用氧气筒供氧,停氧后应检查氧气筒内余氧量,查看氧气筒压力表,如压力不足则需及时更换氧气筒。最后将流量表取下消毒。

临床情景实例四

患者,男性,62 岁,因肺癌行右侧肺叶切除术后第 2 天,持续鼻导管吸氧 3L/min,患者仍诉胸闷不适,血氧饱和度 93%,肺部听诊无痰鸣音,该如何处理?

临床思维分析：调节氧流量或更换吸氧工具的操作流程。

参考答案：将氧管从患者鼻腔取下或将氧管末端与湿化瓶分离，适当调高氧流量后再重新帮患者佩戴好鼻导管，一般鼻导管吸氧的氧流量不超过 5L/min。半个小时后观察患者的血氧饱和度是否改善，如仍未改善，则考虑更换为面罩吸氧。必要时，在完善血气分析后可酌情使用呼吸机辅助通气。

临床情景实例五

患者，女性，36 岁，3 天前淋雨后发热、咳嗽、胸闷，因"大叶性肺炎"收治入院。为缓解其呼吸状况，给予鼻导管吸氧 2L/min。在其吸氧过程中，陪床家属准备在病房吸烟，请问该如何处理？

临床思维分析：安全用氧的要求及健康教育。

参考答案：应立即对家属进行劝阻。因为氧气属于助燃气体，在使用的过程中应注意防火、防油、防震、防高热，以免引发火灾或发生氧气筒爆炸等事故。另外，患者为呼吸道疾病，在病房吸烟会增加对患者气道的刺激，加重其胸闷、咳嗽等症状。

（撰写人：张文艳　审阅人：曾铁英）

第6章 吸痰术

第一节 中文教学大纲

一、目的和要求

1. 正确评估患者的吸痰需求。
2. 掌握吸痰的操作流程。
3. 熟悉吸痰常见并发症的预防措施。

二、学习重点和难点

1. 吸痰过程中的无菌操作。
2. 操作中对患者的病情观察与评估。
3. 建立人工气道患者的吸痰方法及注意事项。

三、学习内容和要点

1. 患者吸痰指征的评估。
2. 吸引器的连接使用。
3. 吸痰操作流程及操作中的无菌操作规范。
4. 吸痰常见并发症的预防与观察。

四、英语词汇、专业术语

吸痰术 sputum suctioning

五、参考资料

[1] 李小寒,尚少梅. 基础护理学[M].6 版. 北京:人民卫生出版社,2017.
[2] 姜保国,陈红. 中国医学生临床技能操作指南[M].3 版. 北京:人民卫生出版社,2020.
[3] 中华医学会呼吸病学分会呼吸治疗学组. 成人气道分泌物的吸引专家共识(草案)[J]. 中华结

核和呼吸杂志,2014,37(11):809-811.

[4]中华护理学会.成人有创机械通气气道内吸引技术操作:T/CNAS 10-2020[S].北京:中国标准出版社,2020.

[5]中国医师协会新生儿科医师分会循证专业委员会,中国医师协会新生儿科医师分会呼吸专业委员会.2020新生儿机械通气时气道内吸引操作指南[J].中国当代儿科杂志,2020,22(6):533-542.

六、思考题

1. 吸痰指征包括哪些?
2. 吸痰最常见的并发症有哪些? 如何预防及处理?

第二节 英文教学大纲

I. Learning objectives and requirements

1. Assessment of the indications of sputum aspiration.
2. To master the operation procedure of sputum aspiration.
3. Be familiar with complications prevention of sputum suction.

II. Key points and difficulties in learning

1. Principles of asepsis during endotracheal sputum suction.
2. Observation of patients'condition during suction procedure.
3. Methods of sputum aspiration in patients with artificial airways.

III. Contents and main points of learning

1. Assessment of the indications of sputum aspiration.
2. Connection and usage of suction apparatus.
3. General procedures of sputum aspiration and the principles of asepsis during operation.
4. Prevention and observation of common complications.

视频 6-1 吸痰术操作流程

第三节 操 作 流 程

一、临床场景

患者廖某,男性,70 岁。因"重症肺炎并发呼吸衰竭"入院,行气管插管后呼吸机辅助通气。今晨查房发现患者血氧饱和度降低,在 92% 左右波动,肺部听诊痰鸣音明显。

二、用物准备

1. 中心 / 电动吸痰装置。

2. 治疗车上层物品：无菌罐 2 个(内盛无菌生理盐水,分别用于吸痰前预冲以及吸痰后冲洗导管)、一次性吸痰管数根(内含无菌手套)、听诊器、手电筒、弯盘、快速手消毒剂、必要时备一次性治疗巾、无菌手套、压舌板、口咽气道、插电板。

3. 治疗车下层物品：医用垃圾桶、生活垃圾桶。

三、标准操作流程

1. 自我介绍,核对患者姓名、床号、住院号。

"您好,我是 ××× 医生 / 护士,现在来看一下您的情况。"

2. 观察监护仪上生命体征并进行肺部听诊,确定需要对患者进行吸痰。

"您现在血氧饱和度有点儿低,听诊发现可能是气道内痰液增多引起的,现在由我来给您进行吸痰,好吗？"

3. 准备操作用物。检查吸引器储液瓶内消毒液(200ml)有效期,拧紧瓶塞。连接导管,接通电源,打开开关,调节合适的负压(成人 -80~-150mmHg,约 -11~-20kPa,儿童 -80~-100mmHg,约 -11~-13kPa),将吸引器放于床边适当处。

4. 洗手、戴口罩、做好个人防护。

5. 用手电筒检查患者的口鼻腔情况。

6. 对无人工气道患者酌情吸氧或提高吸氧浓度;有人工气道患者按呼吸机增氧键,给予纯氧 30~60s,以防止吸痰造成的低氧血症。

7. 在患者下颌下铺治疗巾,检查并打开吸痰管,戴无菌手套,将吸痰管与负压吸引管道连接,注意不要污染吸痰管。

8. 打开吸引器开关,试吸少量生理盐水,湿润导管前端并确认吸痰管通畅。

9. 吸痰前准备：无人工气道患者,如需经口腔吸痰,则告诉患者张口。对昏迷患者则用压舌板或口咽通气管帮助其张口,吸痰完毕取出压舌板或口咽通气管。有人工气道患者,非无菌手将呼吸机与气管插管分离,将呼吸机接头放在无菌区内。

10. 吸痰：一手反折吸痰管末端,另一手持吸痰管插入气道。无人工气道患者,轻柔地插入口咽部(10~15cm),先吸口咽部再吸气道内。有人工气道患者,插入吸痰管至人工气道前端,或遇到阻力后退 1cm 左右。

11. 松开反折处,采用左右旋转并向上提管的手法吸痰。吸引过程中密切观察患者反应及痰液情况,必要时停止吸痰,休息后再吸。

12. 冲洗吸痰管和负压吸引管,脱手套。酌情给患者吸氧或提高吸氧浓度;使用呼吸机的患者立即连接呼吸机,并给予纯氧 30~60s。

13. 肺部听诊,评估患者气道内痰液是否吸净,患者的生命体征是否恢复正常。

14. 吸痰完毕,关上吸引器开关,擦净患者面部分泌物。

"痰吸干净了,感觉还好吗？谢谢您的配合,好好休息一下。"

15. 处理用物,做相关记录。

第四节 评 分 标 准

项目	项目总分	操作要求	评分等级及分值				实际得分
			A	B	C	D	
仪表	3	穿工作服,穿戴整齐	3	2	1	0	
操作前准备	16	自我介绍,核对患者姓名、床号	3	2	1	0	
		介绍操作目的,评估患者	3	2	1	0	
		洗手,戴口罩,必要时穿隔离衣	5	3	1	0	
		准备操作用物	5	3	1	0	
操作过程	67	接通吸引器电源,打开开关,调节合适的负压(成人 -80~-150mmHg,约 -11~-20kPa,儿童 -80~ -100mmHg,约 -11~-13kPa)	5	3	1	0	
		无人工气道患者酌情吸氧或提高吸氧浓度,有人工气道患者按呼吸机增氧键给予纯氧 30~60s,以防止低氧血症	6	4	2	0	
		在患者下颌下铺治疗巾	3	2	1	0	
		检查并打开吸痰管,戴无菌手套,将吸痰管与负压吸引管道连接	6	4	2	0	
		打开吸引器开关,试吸少量生理盐水,湿润导管前端并确认吸痰管通畅	3	2	1	0	
		无人工气道患者:如需经口腔吸痰,则告诉患者张口,对昏迷患者则用压舌板或口咽通气管帮助其张口 有人工气道患者:非无菌手将呼吸机与气管插管分离,将呼吸机接头放在无菌区内	5	3	1	0	
		反折吸痰管末端插入气道(无人工气道患者先吸口咽部再吸气道内;有人工气道患者插入吸痰管至人工气道前端,或遇到阻力后退 1cm 左右)	12	8	4	0	
		松开反折处,左右旋转上提吸痰管进行吸引,同时观察患者反应及痰液情况,必要时暂停吸痰	12	8	4	0	
		冲洗管道,脱手套	3	2	1	0	
		酌情给患者吸氧或提高吸氧浓度,使用呼吸机的患者立即连接呼吸机,并给予纯氧 30~60s	6	4	2	0	
		评估患者气道内痰液是否吸净,生命体征是否恢复正常	6	4	2	0	
操作后	9	吸痰完毕,关上吸引器开关	3	2	1	0	
		擦净患者面部分泌物	3	2	1	0	
		处理用物,洗手,做相关记录	3	2	1	0	
操作质量	5	按需吸痰,无菌操作,操作中能够采取避免气道黏膜损伤和低氧血症的措施	5	3	1	0	
总计	100						

第五节 临床情景实例与临床思维分析题目

临床情景实例一

患者,男性,85 岁,因 "COPD 合并肺部感染" 入院,患者营养状况差,咳痰无力。今日查房时可听到咽喉部有明显痰鸣音,该如何处理?

临床思维分析:年老体弱,无法自主咳痰患者的吸痰处理。

参考答案:为患者进行口鼻腔吸痰,根据患者的血氧饱和度和耐受情况,可酌情在吸痰前后给予吸氧或提高吸氧浓度;如痰液黏稠,可在吸痰前给予雾化吸入。

临床情景实例二

患者,男性,58 岁,因 "车祸致多发伤" 入院,急诊行开颅去骨瓣减压术 + 左侧胸腔闭式引流术后转入重症监护病房,意识昏迷,经气管插管呼吸机辅助呼吸。近半个小时以来,患者血氧饱和度降低,波动在 93% 左右,气管插管内可见淡黄色分泌物。对于这种情况,该如何处理?

临床思维分析:气管插管患者吸痰的指征把握及吸痰处理。

参考答案:立即为患者进行吸痰。在吸痰前后给予纯氧 30~60s,以避免低氧血症。吸痰尽量采取浅部吸痰,即吸痰管插入的深度不超过人工气道的末端,以减少对患者的刺激。若气管插管有声门下吸引功能,酌情行声门下吸引。

临床情景实例三

患者,女性,28 岁,2 天前在门诊输液过程中突发过敏性休克,紧急抢救后送入重症监护病房对症支持治疗,行气管插管呼吸机辅助呼吸。在吸痰的过程中,患者剧烈呛咳,血氧饱和度持续下降,该如何处理?

临床思维分析:吸痰过程中患者出现不耐受的处置。

参考答案:立即停止吸痰,连接呼吸机,给予纯氧 30~60s,持续呼吸机辅助呼吸,观察血氧饱和度是否改善,待患者生命体征平稳后再根据气道内痰液情况酌情吸引。吸痰过程中注意操作轻柔,避免粗暴插管,每次吸痰时间不超过 15s。

临床情景实例四

患儿,男性,1 岁 3 个月,因 "发热咳嗽咳痰 3 天" 来院,门诊以 "肺炎" 收住院,肺部听诊有大量痰鸣音,该如何处理?

临床思维分析:婴幼儿经口鼻吸痰操作。

参考答案:选择 6~10 号吸痰管为患儿进行口鼻腔吸痰,在满足吸引要求下,尽量选择较细的吸痰管。吸痰前调节负压 –80~–100mmHg(约 –11~–13kPa),在满足吸引要求下,尽量选择较小的负压,以减少黏膜损伤风险。吸痰刺激会使患儿产生抗拒,所以操作前及操作过程中应请家属或助手做好必要的配合,以确保操作顺利实施。

(撰写人:张文艳 审阅人:曾铁英)

第7章 动脉血标本采集

第一节　中文教学大纲

一、目的和要求

1. 正确执行查对制度和无菌操作原则。
2. 掌握动脉采血操作流程。
3. 了解动脉采血并发症及处理。

二、学习重点和难点

1. 重点　动脉血标本常用采集部位、采血量、采集方法、采集要求。
2. 难点　动脉采血的穿刺,改良 Allen 试验的实施。

三、学习内容和要点

1. 查对制度和无菌操作原则。
2. 动脉采血操作流程。
3. 动脉血标本采集部位、采血量、采集方法、采集要求。
4. 动脉采血并发症及处理。

四、英语词汇、专业术语

动脉穿刺 artery puncture

五、参考资料

[1] 李小寒,尚少梅.基础护理学[M].6 版.北京:人民卫生出版社,2017.
[2] 姜保国,陈红.中国医学生临床技能操作指南[M].3 版.北京:人民卫生出版社,2020.
[3] 胥小芳,孙红,李春燕,等.《动脉血气分析临床操作实践标准》要点解读[J].中国护理管理,2017,17(09):1158-1161.

六、思考题

1. 为患者进行桡动脉采血时,如何实施改良 Allen 试验?
2. 血气分析结果的常见影响因素有哪些?

第二节　英文教学大纲

I. Learning objectives and requirements

1. To implement the check rules and principles of sterile operation correctly.
2. To master the operation process of arterial blood sampling.
3. To understand the complications and treatment of arterial blood sampling.

II. Key points and difficulties in learning

1. Key points　Common puncture arteries, blood volume, methods and requirements of arterial blood sampling.
2. Difficulties　Puncture of artery and implementation of modified Allen test.

III. Contents and main points of learning

1. Check rules and sterile operation principles.
2. General procedure of arterial blood sampling.
3. Common puncture arteries, blood volume, methods and requirements of arterial blood sampling.
4. Complications and treatment of arterial blood sampling.

视频 7-1　动脉血标本采集操作流程

第三节　操　作　流　程

一、临床场景

1 床患者毛某,男性,26 岁,住院号 123456,因"间断咳嗽 1 个月"入院。入院诊断:"肺部感染"。拟行桡动脉穿刺术抽血查血气分析。

二、用物准备

1. 治疗车上层物品(注射盘内):皮肤消毒液、棉签、动脉血气针、试管架、一次性治疗巾、无菌手套、弯盘、医嘱单、检验申请单、条形码标签、快速手消毒剂。

2. 治疗车下层物品：医疗垃圾桶、生活垃圾桶、锐器盒。

三、标准操作流程

1. 核对医嘱。

2. 核对患者床号、姓名、住院号，向患者解释动脉采血的目的及穿刺方法，取得患者配合，评估患者的体温、凝血功能、吸氧状况，评估患者穿刺部位皮肤及动脉搏动情况。

"先生，您好！我是您的管床护士×××，请问您叫什么名字？请让我核对一下您的手腕带。为了了解您的动脉血气情况，为下一步治疗提供依据，需要化验您的动脉血，您想在哪里抽血呢？我看一下您的桡动脉好吗？您的动脉搏动较好，在正式抽血前，需要为您做改良 Allen 试验，以了解您手掌的供血情况。谢谢您的配合，您该侧桡动脉可以用于动脉穿刺，我去准备一下用物，请您稍等。"

3. 洗手，戴口罩。

4. 布置试管条形码，准备用物。

5. 备齐用物携至患者床旁，依据检查申请单核对患者姓名、床号、住院号、手腕带、采血容器及试管条形码并确认一致。

"抽血物品已经准备好，请问现在可以抽血了吗？"

6. 确定穿刺部位：选取桡动脉搏动最强点为穿刺点，充分暴露穿刺部位（酌情备脉枕），在穿刺部位下方垫一次性治疗巾。

7. 消毒皮肤：以穿刺点为中心消毒皮肤 2 遍，直径大于 8cm，待干。

8. 打开动脉血气针并接上专用针头，将血气针针栓推到底部，拉至预设位置。

9. 戴无菌手套：始终保证触摸动脉搏动的手示指和中指无菌。

10. 穿刺采血：再次核对患者信息，取下针帽，保持无菌的手示指和中指定位穿刺点，另一手以持笔姿势持动脉血气针，针头斜面向上与皮肤呈 30°~45° 角缓慢穿刺入。

11. 拔针：达到所需血量后迅速拔针，用无菌棉签至少按压 3~5min，直至出血停止。

12. 标本处理：将针头插入密封针套内（如标本中有气泡则需先排出气泡），颠倒混匀试管 5 次，手搓试管 5s 以充分保证抗凝剂的作用。

13. 试管标签上注明采集时间、体温及吸氧浓度（FiO_2）。

14. 再次核对，撤去治疗巾，脱手套。

15. 协助患者取舒适体位，穿好衣服，询问需要，感谢患者配合，洗手。

"毛先生，血标本已经抽好了，标本我们会马上送检，感谢您的配合。我先去处理用物，等会儿再过来看您。"

16. 处理用物，及时送检血标本。

第四节　评分标准

项目	项目总分	操作要求	评分等级及分值				实际得分
			A	B	C	D	
仪表	3	穿工作服，穿戴整齐	3	2	1	0	
操作前准备	12	核对医嘱，自我介绍，核对患者姓名、床号、住院号	3	2	1	0	
		向患者解释动脉采血的目的及穿刺方法，取得患者配合。评估患者的体温、凝血功能、吸氧状况、穿刺部位皮肤及动脉搏动情况	3	2	1	0	
		进行改良 Allen 试验，注意保暖	3	2	1	0	
		洗手，戴口罩，布置试管条形码，准备用物	3	2	1	0	

续表

项目	项目总分	操作要求	评分等级及分值				实际得分
			A	B	C	D	
操作过程	70	依据检验申请单查对患者姓名、床号、住院号、手腕带、采血容器及条形码并确认一致	5	3	1	0	
		取舒适体位,选取桡动脉搏动最强点为穿刺点,充分暴露穿刺部位(酌情备脉枕),在穿刺部位下方垫一次性治疗巾	5	3	1	0	
		以穿刺点为中心消毒皮肤2遍,直径大于8cm,待干	5	3	1	0	
		打开动脉血气针并接上专用针头,将血气针针栓推到底部,拉至预设位置	10	7	3	0	
		戴无菌手套,始终保证触摸动脉搏动的手示指和中指无菌	5	3	1	0	
		再次核对患者信息,取下针帽,保持无菌的手示指和中指定位穿刺点,另一手以持笔姿势持动脉血气针,针头斜面向上与皮肤呈30°~45°角缓慢穿刺入	15	10	5	0	
		达到所需血量后拔针,用棉签按压穿刺点	10	7	3	0	
		如标本有气泡要排出气泡,将针头插入密封针套内,颠倒混匀试管5次,手搓试管5s以充分保证抗凝剂的作用,试管上标签注明采集时间、体温及吸氧浓度(FiO_2)	10	7	3	0	
		再次核对,撤去治疗巾,脱手套,洗手	5	3	1	0	
操作后	10	了解患者有无不适,简短交流,感谢患者配合	5	3	1	0	
		处理用物,及时送检血标本	5	3	1	0	
操作质量	5	血标本一次性采集成功,及时送检	5	3	1	0	
总计	100						

第五节 临床情景实例与临床思维分析题目

临床情景实例一

患者,男性,40岁,因"双上肢、双脚大面积烧伤1h"收入院,为了解患者动脉血氧分压、二氧化碳分压以及酸碱平衡等情况,请抽血查动脉血气分析。

临床思维分析:特殊患者动脉穿刺部位的选择。

参考答案:采集动脉血标本时,应综合考虑穿刺的难易程度,可能导致周围神经伤害的危险程度,以及穿刺部位皮肤完整性和侧支循环状况,从而选择合适的采血部位。一般将桡动脉作为动脉采血首选部位,其次为肱动脉、足背动脉,本案例以上穿刺部位均因烧伤不能采集动脉血,故可选择股动脉进行穿刺。

临床情景实例二

患者,女性,30岁,因"产后1周出现咳嗽、咳痰、发热"收入院,查体:口唇发绀,双肺闻及细湿啰音,心音正常,体温 39℃,呼吸 30 次 /min,心率 125 次 /min,血压 85/64mmHg,SpO_2 90%。在抽血查动脉血气分析的过程中患者出现了动脉痉挛,此时你怎么做。

临床思维分析:动脉穿刺过程中出现动脉痉挛的处理。

参考答案:穿刺前向患者解释操作过程,帮助放松心情,以降低动脉痉挛发生率。疼痛、紧张或其他刺激可引起一过性动脉痉挛,若穿刺针确定在血管内,可暂停抽血,待血流量增加后,再进行抽血,避免反复穿刺;若穿刺未成功,需拔除穿刺针,暂停抽血,可热敷,待穿刺血管痉挛解除后再进行穿刺抽血。

临床情景实例三

患者,男性,62 岁,有 COPD 病史 3 年,因"反复咳嗽咳痰,呼吸困难 1 天"收入院,拟从桡动脉采血查动脉血气分析,在进行穿刺前应怎样评估患者桡动脉的侧支循环情况。

临床思维分析:评估侧支循环的检查方法——改良 Allen 试验。

参考答案:嘱患者握拳;操作者同时按压患者桡动脉和尺动脉;数秒钟后,嘱患者伸开手指,手掌变苍白;松开压迫尺动脉的手,观察手掌颜色恢复时间。若手掌颜色在 5~15s 之内恢复,提示尺动脉供血良好,该侧桡动脉可用于动脉穿刺。若手掌颜色不能在 5~15s 之内恢复,提示该侧手掌侧支循环不良,该侧桡动脉不适宜穿刺。

临床情景实例四

患者,男性,68 岁,以"慢性阻塞性肺气肿,急性呼吸窘迫综合征"收入院,在巡视病房过程中,发现患者右手腕动脉穿刺采血处出现 3cm×3cm 血肿,请处理。

临床思维分析:动脉穿刺后出现血肿的处理。

参考答案:应立即按压穿刺点,若按压无效,患者穿刺处肿胀继续加剧,应给予加压包扎或遵医嘱处理,同时动态监测患者生命体征变化。

(撰写人:于明峰　审阅人:曾铁英)

第8章　静脉血标本采集

第一节　中文教学大纲

一、目的和要求

1. 正确执行查对制度和无菌操作原则。
2. 掌握静脉血标本采集操作流程。
3. 了解常见静脉血标本采集顺序。
4. 了解静脉血标本采集并发症及处理。

二、学习重点和难点

1. **重点**　标本采集时间、采集部位、采血量、采集方法。
2. **难点**　标本采集顺序、避免血标本溶血。

三、学习内容和要点

1. 查对制度和无菌操作原则。
2. 静脉血标本采集流程。
3. 常见静脉血标本采集时间、采血量、采集顺序、采集方法。
4. 静脉血标本采集并发症及处理。

四、英语词汇、专业术语

静脉血标本采集 venous blood sampling

五、参考资料

［1］李小寒,尚少梅.基础护理学［M］.6版.北京:人民卫生出版社,2017.
［2］姜保国,陈红.中国医学生临床技能操作指南［M］.3版.北京:人民卫生出版社,2020.
［3］中华人民共和国国家卫生健康委员会.静脉血液标本采集指南:WS/T 661—2020［S/OL］.北

京：中国标准出版社，2020：1-10［2022-09-13］.http：//www.nhc.gov.cn/wjw/s9492/202004/31b4fa14ee174bb1999142525ceba608.shtml.

六、思考题

1. 一名患者因"肺部感染"收入院，体温 38.5℃，医嘱急查血培养、血常规、血生化全套、凝血常规、乙肝全套、血糖，请说出标本采集顺序？

2. 在静脉采血过程中，如何预防标本溶血？

第二节 英文教学大纲

Ⅰ. Learning objectives and requirements

1. To implement the check rules and principles of sterile operation correctly.
2. To master the operation process of venous blood sampling.
3. To understand the common blood sampling sequence.
4. To understand the complications and treatment of venous blood sampling.

Ⅱ. Key points and difficulties in learning

1. Key points　Time, site, blood volume, and methods of venous blood sampling.
2. Difficulties　Sequence of blood sampling, avoid hemolysis of blood specimen.

Ⅲ. Contents and main points of learning

1. Check rules and the principles of sterile operation.
2. Venous blood sampling procedure.
3. The right time, blood volume, sequence, and taking methods of venous blood specimen.
4. Complications and treatment of venous blood sampling.

视频 8-1　静脉血标本采集操作流程

第三节 操 作 流 程

一、临床场景

1床患者邹某，男性，26岁，住院号123456，因"黑便一天"入院。入院诊断："上消化道出血"。拟行手臂静脉穿刺术抽血查血常规。

二、用物准备

1. 治疗车上层物品(注射盘内): 皮肤消毒液、棉签、止血带、采血针、试管架、一次性治疗巾、一次性手套、弯盘、医嘱单、检验申请单、采血试管、快速手消毒剂。

2. 治疗车下层物品: 医疗垃圾桶、生活垃圾桶、锐器盒。

三、标准操作流程

1. 核对医嘱。

2. 核对患者床号、姓名、住院号,向患者解释静脉穿刺目的、方法、注意事项、配合要求等,评估患者穿刺部位皮肤、血管弹性、静脉充盈度以及患者配合程度。

"先生,您好! 我是您的管床护士×××,请问您叫什么名字? 请让我核对一下您的手腕带。为了了解您的血红蛋白情况我们需要给您抽血查血常规。您想在哪一边抽血? 我看一下您的血管好吗? 您的这个血管弹性好,我从这里给您进行采血,请您配合一下,我去准备一下用物,请稍等。"

3. 洗手,戴口罩。

4. 布置采血试管,准备用物。

5. 备齐用物携至患者床旁,依据检验申请单核对患者姓名、床号、住院号、手腕带、采血试管并确认一致。

6. 确定穿刺部位: 取卧位或坐位,暴露采血部位(注意保暖)。

7. 戴手套,穿刺部位下方垫一次性治疗巾,在穿刺部位上方5~7.5cm处扎止血带。

8. 消毒皮肤: 以穿刺点为中心消毒皮肤2遍,直径5cm,待干。

9. 穿刺: 再次核对患者信息,嘱患者握拳,以一手拇指绷紧穿刺点下方2.5~5.0cm皮肤,使其固定。一手持采血针,针头斜面向上,与皮肤呈30°左右的角度刺入静脉,见回血,再沿静脉方向进针少许。酌情固定采血针,另一端插入试管,使血液沿管壁缓慢注入试管,松止血带,嘱患者松拳,等待采血管真空耗竭、血液自行停止后,拔出采血试管,含有添加剂的试管宜立即轻柔颠倒混匀。

10. 拔出采血针,用干棉签按压穿刺点至无出血。

11. 再次核对,撤去治疗巾,脱手套。

12. 协助患者取舒适体位,穿好衣服,询问需要,感谢患者配合,洗手。

"邹先生,血标本已经抽好了,感谢您的配合,等会我会来看您,我先去处理用物。"

13. 处理用物,及时送检血标本。

第四节 评 分 标 准

项目	项目总分	操作要求	评分等级及分值				实际得分
			A	B	C	D	
仪表	3	穿工作服,穿戴整齐	3	2	1	0	
操作前准备	12	核对医嘱,自我介绍,核对患者姓名、床号、住院号	3	2	1	0	
		向患者解释静脉穿刺目的、方法、注意事项、配合要点等,评估患者穿刺部位皮肤、血管弹性、静脉充盈度以及患者配合程度	3	2	1	0	
		选择光线好、明亮的房间,注意保暖	3	2	1	0	
		洗手,戴口罩,布置采血试管,准备用物	3	2	1	0	

续表

项目	项目总分	操作要求	评分等级及分值				实际得分
			A	B	C	D	
操作过程	70	依据检验申请单查对患者姓名、床号、住院号、手腕带、采血试管并确认一致	5	3	1	0	
		取卧位或坐位,暴露采血部位	5	3	1	0	
		戴手套,垫一次性治疗巾,在穿刺部位上方 5~7.5cm 处扎止血带	5	3	1	0	
		以穿刺点为中心消毒皮肤 2 遍,直径 5cm,待干	5	3	1	0	
		再次核对患者信息,嘱患者握拳,以一手拇指绷紧穿刺点下方 2.5~5.0cm 皮肤。一手持采血针,针头斜面向上,与皮肤呈 30° 左右的角度刺入静脉,见回血,再沿静脉方向进针少许	20	13	6	0	
		酌情固定采血针,另一端插入试管,使血液沿管壁缓慢注入试管,松止血带,嘱患者松拳,等待采血管真空耗竭、血液自行停止后,拔出采血试管,含有添加剂的试管宜立即轻柔颠倒混匀	20	13	6	0	
		拔针,用棉签按压穿刺点至无出血	5	3	1	0	
		再次核对,撤去治疗巾,脱手套,洗手	5	3	1	0	
操作后	10	了解患者有无不适,简短交流,感谢患者配合	5	3	1	0	
		处理用物,及时送检血标本	5	3	1	0	
操作质量	5	血标本一次采集成功,采集顺序正确	5	3	1	0	
总计	100						

第五节　临床情景实例与临床思维分析题目

临床情景实例一

患者,男性,60 岁,因"腹痛、腹胀、肛门停止排气、排便 2 天"就诊,以"肠梗阻"收治入院,入院后查血钾为 3.0mmol/L,经过静脉补钾治疗后,复查血钾,检验科回报血标本发生溶血,要求重新复查,完成静脉采血送检。

临床思维分析:如何避免血标本溶血。

参考答案:消毒穿刺部位后自然干燥;不可穿过血肿部位采血;如使用注射器采血,宜确保针头牢固地安装在注射器上以防出现泡沫;使用注射器时避免过度用力抽拉针栓;采血后应轻轻颠倒混匀含有抗凝剂的标本。

临床情景实例二

患者,女性,60 岁,因"发现子宫肌瘤 1 个月余,拟行子宫肌瘤切除术"入院,医生开具医嘱抽血查血常规、血生化。

临床思维分析：静脉血标本采集及采血顺序。

参考答案：不同采血管的采集顺序为：血培养瓶；柠檬酸钠抗凝采血管；血清采血管，包括含有促凝剂和 / 或分离胶；含有或不含分离胶的肝素抗凝采血管；含有或不含分离胶的 EDTA 抗凝采血管；葡萄糖酵解抑制采血管。因此采血顺序：血生化全套、血常规。

临床情景实例三

患者，女性，30 岁，因"乳腺癌术后 1 个月余，行第 2 周期化疗"入院，医生开具医嘱抽血查血常规、血生化。

临床思维分析：静脉血标本采集部位的选择。

参考答案：患者乳腺癌根治术后同侧上肢的静脉（3 个月后，无特殊并发症可恢复采血）不宜进行血标本采集。因此可以选择另一侧手臂肘前区正中静脉进行穿刺。

临床情景实例四

患者，男性，48 岁，慢性乙型病毒性肝炎病史 10 年，因"半个月来食欲锐减且感明显乏力"就诊，以"慢性乙型病毒性肝炎"收治入院。右手前臂正在输液治疗，患者烦躁不安，医嘱急抽血查血氨。一位新入职护士准备在患者输液的肢体（右手上臂）进行血标本的采集，被护士长发现后制止，指导重新选择左手上臂进行抽血化验，请问为什么？

临床思维分析：输液时静脉采血部位的选择。

参考答案：一般静脉采血宜在输液结束 3h 后采血，对于输注成分代谢缓慢且严重影响检测结果（如脂肪乳剂）的药物时，宜在下次输注前采血；紧急情况必须在输液中采血时，宜在输液的对侧肢体或同侧肢体输液点的远端采血，并告知检验人员。

（撰写人：于明峰　审阅人：曾铁英）

第9章　肌内注射

第一节　中文教学大纲

一、目的和要求

1. 正确执行查对制度和无菌操作原则。
2. 掌握肌内注射法的操作流程。
3. 了解肌内注射的并发症及处理方法。

二、学习重点和难点

1. 重点　肌内注射的部位、穿刺角度、方法。
2. 难点　肌内注射的定位方法。

三、学习的内容和要点

1. 查对制度和无菌操作原则。
2. 肌内注射的操作流程。
3. 肌内注射的部位、穿刺角度。
4. 常见并发症的预防及处理方法。

四、英语词汇、专业术语

肌内注射 intramuscular injection，IM

五、参考资料

［1］李小寒,尚少梅.基础护理学［M］.6版.北京:人民卫生出版社,2017.
［2］姜保国,陈红.中国医学生临床技能操作指南［M］.3版.北京:人民卫生出版社,2020.

六、思考题

1. 简述臀大肌的定位方法。

2. 上臂三角肌注射时应如何定位?

第二节　英文教学大纲

I . Learning objectives and requirements

1. To implement the check rules and sterile principles correctly.
2. To master the operation process of intramuscular injection.
3. To understand the complications and treatment of intramuscular injection.

II . Key points and difficulties in learning

1. Key points　Intramuscular injection site , puncture angle , and methods.
2. Difficulties　Localization with intramuscular injection.

III . Contents and main points of learning

1. Check rules and sterile principles.
2. The operation process of intramuscular injection.
3. Intramuscular injection site , puncture angle.
4. Prevention and treatment of common complications.

视频 9-1　肌内注射操作流程

第三节　操　作　流　程

一、临床场景

患者孔某,女性,40 岁,住院号 223344。因"间断腹痛 4h,再发加重 1h"就诊,呈刀割样疼痛,伴有恶心呕吐,肉眼血尿,彩超示右侧输尿管中段结石,以"输尿管结石"急诊入院,为缓解患者疼痛,拟予"654-2"10mg 肌内注射。

二、用物准备

1. 治疗车上层物品(注射盘内):皮肤消毒液、75% 乙醇、砂轮、剪刀、棉签、弯盘、一次性注射器、无菌纱布、标签、弯止血钳、一次性治疗巾、医嘱单、治疗卡、遵医嘱准备的药物、快速手消毒剂。
2. 治疗车下层物品:医疗垃圾桶、生活垃圾桶、锐器盒。

三、标准操作流程

1. 核对医嘱。

2. 护士自我介绍,核对患者姓名、床号、住院号,解释注射目的、方法、药物使用注意事项,评估患者用药史、过敏史,注射部位的状况。

"您好,我是您的管床护士××,您今天的治疗由我来完成。请问您叫什么名字,让我核对一下您的床头信息及腕带信息。为了缓解您的疼痛,一会儿要给您肌内注射654-2,10mg,您可以接受吗? 请侧身,让我看一下注射部位,皮肤无瘢痕、硬结,皮肤完整。请您稍等,我去准备用物。"

3. 洗手,戴口罩。取无菌治疗巾备一无菌区。

4. 按注射单取药,双人核对药物,按无菌原则配制药液,粘贴药物标签,置入无菌治疗巾内。

5. 备齐用物携至患者床边,再次核对患者姓名、床号、住院号、手腕带。

6. 保护患者隐私,协助患者取合适的体位。根据患者情况选择并暴露注射部位(成人常选择臀大肌)。

7. 常规消毒皮肤,范围直径大于5cm,待干。

8. 再次核对。排尽空气,一手绷紧注射部位皮肤,一手持注射器,以中指和无名指固定针栓,将针头迅速垂直刺入,松开绷紧皮肤的手,抽动活塞,如无回血,缓慢注入药物。注射药物时观察患者反应。

9. 注射完毕,快速拔针,用干棉签按压进针处,按压片刻。

10. 再次核对。协助患者取舒适卧位,整理床单位。

11. 询问患者需要,进行健康宣教,洗手。

"已经注射完毕,谢谢您的配合,感觉还好吗? 请您好好休息。"

12. 处理用物,洗手。

13. 做相关记录。

第四节　评　分　标　准

项目	项目总分	操作要求	评分等级及分值				实际得分
			A	B	C	D	
仪表	3	穿工作服,穿戴整齐	3	2	1	0	
操作前准备	12	核对医嘱,自我介绍,核对患者姓名、床号、住院号	3	2	1	0	
		解释注射目的、方法、药物使用注意事项,评估患者用药史、过敏史,注射部位的状况	3	2	1	0	
		选择光线好、明亮的房间,注意保暖,保护患者隐私	3	2	1	0	
		洗手,戴口罩,准备用物	3	2	1	0	
操作过程	70	取无菌治疗巾备一无菌区	5	3	1	0	
		按注射单取药,双人查对药名、浓度、剂量、有效期,检查药液质量	5	3	1	0	
		按无菌原则配制药液,粘贴药物标签,置入无菌治疗巾内	10	7	4	0	
		至患者床边,再次核对患者姓名、床号、住院号、手腕带	5	3	1	0	
		保护患者隐私,协助患者取合适体位,暴露注射部位(成人常选择臀大肌)	5	3	1	0	
		常规消毒皮肤,范围直径大于5cm,待干	5	3	1	0	

续表

项目	项目总分	操作要求	评分等级及分值				实际得分
			A	B	C	D	
操作过程		再次核对。排尽空气,一手拇指和示指绷紧注射部位皮肤,一手持注射器,以中指或无名指固定针栓,将针头迅速垂直刺入,松开绷紧皮肤的手,抽动活塞,如无回血,缓慢注入药物,注射药物时观察患者反应	25	15	8	0	
		注射完毕,快速拔针,用干棉签按压进针处,按压片刻,观察患者反应	5	3	1	0	
		再次核对,协助取舒适卧位,整理床单位	5	3	1	0	
操作后	10	了解患者有无不适,简短交流,感谢患者配合	5	3	1	0	
		处理用物,洗手,记录	5	3	1	0	
操作质量	5	注射部位准确,药物剂量准确	5	3	1	0	
总计	100						

第五节 临床情景实例与临床思维分析题目

临床情景实例一

患者,男性,68岁,因"头晕、乏力进行性加重2个月余"就诊,以"贫血原因待查"入院。入院后查体,患者脸色苍白、毛发稀黄、食欲不振,伴有恶心不适。医生开具医嘱维生素 B_{12} 注射液 $500\mu g$ 肌内注射。

临床思维分析:成人肌内注射的部位选择。

参考答案:注射部位宜选择肌肉组织较厚,远离大血管和神经的部位,如臀大肌。臀大肌注射定位法包括十字法和连线法。①十字法:先从臀裂顶点向左或右侧划一水平线,再从髂嵴最高点作一垂直平分线,将一侧臀部分为4个象限,其外上象限并避开内角,即为注射部位。②连线法:取髂前上棘和尾骨连线的外上 1/3 处,即为注射部位。

临床情景实例二

患者,女性,56岁,因"上腹部疼痛2个月,进行性加重"就诊,以"胃癌"入院。今早行"胃癌根治术",现切口疼痛难忍,医嘱予盐酸哌替啶100mg皮下注射,立即执行。

临床思维分析:错误医嘱的识别及特殊要求。

参考答案:①盐酸哌替啶不能用于皮下注射,应向医生提出医嘱错误,请其更改医嘱为盐酸哌替啶100mg肌内注射。②开具麻醉药必须使用专用红处方;注射完毕后做好麻醉药使用登记,并回收空安瓿;观察药物疗效及不良反应。

临床情景实例三

患儿,男性,1岁10个月,体重约12.5kg,门诊注射头孢类药物时,出现皮肤瘙痒,局部有红疹,医生开具医嘱异丙嗪(非那根)12.5mg肌内注射,请选择合适的注射部位?

临床思维分析:婴幼儿肌内注射部位的选择。

参考答案:2岁以下婴幼儿不宜选用臀大肌注射,因有损伤坐骨神经的危险。幼儿在未能独自走路前,其臀部肌肉发育不好,应选用臀中肌、臀小肌处注射。臀中肌、臀小肌注射定位法:①以示指尖和中指尖分别置于髂前上棘和髂嵴下缘处,使示指、中指与髂嵴构成一个三角形,其示指和中指构成的内角,即为注射部位;②髂前上棘外侧三横指处为注射部位(以患者自己的手指宽度为标准)。

临床情景实例四

患者,女性,30岁,因"孕4周,阴道流血1天"就诊,以"先兆流产"收入院,入院后医生开具医嘱黄体酮10mg肌内注射,在注射过程中抽动活塞时可见注射器内有回血,此时你该怎么处理。

临床思维分析:肌内注射过程中回抽有回血的处理。

参考答案:立即拔针,准备另一份注射药物;向患者做好解释工作;更换部位重新进行注射。

(撰写人:张晓琦 审阅人:曾铁英)

第10章 皮下注射

第一节　中文教学大纲

一、目的和要求

1. 正确执行查对制度和无菌操作原则。
2. 掌握皮下注射法的操作流程。
3. 了解皮下注射的并发症及处理。

二、学习重点和难点

1. 重点　皮下注射的部位、穿刺角度、方法。
2. 难点　长期皮下注射部位的选择。

三、学习的内容和要点

1. 查对制度和无菌操作原则。
2. 皮下注射的操作流程。
3. 皮下注射的部位、穿刺角度、方法。
4. 常见并发症的预防及处理方法。

四、英语词汇、专业术语

皮下注射 subcutaneous injection

五、参考资料

[1] 李小寒,尚少梅. 基础护理学[M].6 版. 北京:人民卫生出版社,2017.
[2] 姜保国,陈红. 中国医学生临床技能操作指南[M].3 版. 北京:人民卫生出版社,2020.

六、思考题

1. 皮下注射的部位有哪些?

2. 皮下注射常见的并发症有哪些,怎样预防和处理?

第二节　英文教学大纲

I. Learning objectives and requirements

1. To implement the check rules and sterile principles correctly.
2. To master the operation process of subcutaneous injection.
3. To understand the complications and treatment of subcutaneous injection.

II. Key points and difficulties in learning

1. Key points　Site, puncture angle, and methods of subcutaneous injection.
2. Difficulties　Selection of long-term subcutaneous injection site.

III. Contents and main points of learning

1. Check rules and sterile principles.
2. The operation process of subcutaneous injection.
3. Site, puncture angle, and methods of subcutaneous injection.
4. Prevention and treatment of common complications.

视频 10-1　皮下注射操作流程

第三节　操 作 流 程

一、临床场景

患者赵某,女性,40 岁,住院号 123456。因"活动后气促 1 年,间断胸痛 2 个月"以"胸痛原因待查"入院。既往史:高血压 2 级、高血脂 2 年,2 型糖尿病。中餐前血糖为 16.4mmol/L,通知医生,遵医嘱予胰岛素 8U 皮下注射。

二、用物准备

1. 治疗车上层物品(注射盘内):皮肤消毒液、75% 乙醇、砂轮、剪刀、棉签、弯盘、一次性注射器、无菌纱布、标签、一次性治疗巾、医嘱单、治疗卡、遵医嘱准备的药物、快速手消毒剂。
2. 治疗车下层物品:医疗垃圾桶、生活垃圾桶、锐器盒。

三、标准操作流程

1. 核对医嘱。

2. 自我介绍,核对患者姓名、床号、住院号。解释注射目的、方法、药物使用注意事项,评估患者用药史、过敏史,注射部位的状况。

"您好,我是您的管床护士×××,您今天的治疗由我来完成。请问您叫什么名字,让我核对一下您的床头信息及腕带信息。根据您刚才测得的血糖结果,需要给您注射胰岛素,您可以接受吗?您想打在什么部位?让我看一下好吗,我去准备一下,请稍等。"

3. 洗手,戴口罩,取无菌治疗巾备一无菌区。

4. 按注射单取药,双人核对药物,按无菌原则抽吸药液,粘贴药物标签,置入无菌治疗巾内。

5. 备齐用物携至患者床边,再次核对患者姓名、床号、住院号、手腕带。

6. 保护患者隐私,协助患者取合适的体位,暴露注射部位。

7. 常规消毒皮肤,范围直径大于5cm,待干。

8. 再次核对。排尽空气,一手持无菌干棉签并绷紧注射部位皮肤,另一手持注射器,以示指固定针栓,针尖斜面向上,与皮肤呈30°~40°迅速将针梗的前2/3刺入皮肤。抽动活塞,如无回血,缓慢注入药物。注射药物时观察患者反应。

9. 注射完毕,快速拔针,用干棉签按压进针处,按压片刻。

10. 再次核对。协助患者取舒适卧位,整理床单位。

11. 询问患者需要,进行健康宣教,洗手。

"已经为您注射完毕,谢谢您的配合,感觉还好吗?请您好好休息。"

12. 处理用物,洗手。

13. 做相关记录。

第四节 评 分 标 准

项目	项目总分	操作要求	评分等级及分值				实际得分
			A	B	C	D	
仪表	3	穿工作服,穿戴整齐	3	2	1	0	
操作前准备	12	核对医嘱,自我介绍,核对患者姓名、床号、住院号	3	2	1	0	
		解释注射目的、方法、药物使用注意事项,评估患者用药史、过敏史,注射部位的状况	3	2	1	0	
		选择光线好明亮的房间,注意保暖	3	2	1	0	
		洗手,戴口罩,准备用物	3	2	1	0	
操作过程	70	取无菌治疗巾备一无菌区	5	3	1	0	
		按注射单取药,双人查对药名、浓度、剂量、有效期,检查药液质量	5	3	1	0	
		按无菌原则抽取药物,粘贴药物标签,置入无菌治疗巾内	10	7	4	0	
		至患者床边,再次核对患者姓名、床号、住院号、手腕带	5	3	1	0	
		保护患者隐私,协助患者取合适体位、暴露注射部位	5	3	1	0	
		常规消毒皮肤,范围直径大于5cm,待干	5	3	1	0	

项目	项目总分	操作要求	评分等级及分值				实际得分
			A	B	C	D	
操作过程		再次核对。排尽空气,一手持无菌干棉签并绷紧注射部位皮肤,另一手持注射器,以示指固定针栓,针尖斜面向上,与皮肤呈 30°~40° 迅速将针梗的前 2/3 刺入皮肤。抽动活塞,如无回血,缓慢注入药物,注射药物时观察患者反应	25	15	7	0	
		注射完毕,快速拔针,用干棉签按压进针处,按压片刻	5	3	1	0	
		再次核对,协助取舒适卧位,整理床单位	5	3	1	0	
操作后	10	询问患者需要,进行健康宣教	5	3	1	0	
		处理用物,洗手,记录	5	3	1	0	
操作质量	5	注射部位准确,药物剂量准确	5	3	1	0	
总计	100						

第五节　临床情景实例与临床思维分析题目

临床情景实例一

患者,女性,34 岁,因"多食、多饮、多尿、体重减轻、乏力 3 个月余,血糖控制不佳",以"1 型糖尿病"收治入院,医生开具医嘱:甘精胰岛素 10U 睡前及门冬胰岛素(诺和锐)4U 三餐前皮下注射,为其注射时发现局部肿胀,可扪及硬结,你将如何处理?

临床思维分析:皮下注射并发症(硬结)的预防及处理。

参考答案:正确掌握注射角度及方法;有计划地选择注射部位,轮流使用,避免在同一处反复注射,每次穿刺部位距离大于 1cm;避免在瘢痕、炎症、皮肤破损处注射;局部热敷,促进血液循环,促进药物吸收。

临床情景实例二

患者,女性,21 岁,因"特发性血小板减少性紫癜"入院,入院后抽血检查结果示:红细胞 $5 \times 10^{12}/L$,白细胞 $6 \times 10^9/L$,血小板 $20 \times 10^9/L$,医嘱给予重组人血小板生成素 15 000U 皮下注射,立即执行。次日发现注射部位形成 1cm×1cm 皮下血肿,你该如何处理?

临床思维分析:皮下注射形成血肿的处理方法。

参考答案:血小板计数减少者出血时间延长,因此皮下注射后应延长按压时间,必要时加压包扎;避免摩擦注射部位;小血肿尽早冷敷,48h 后热敷;大血肿可以用无菌注射器抽吸液体后,加压包扎。

临床情景实例三

患者,男性,74 岁,因"急性心肌梗死"入院,行冠心病介入治疗术后,病情稳定。目前患者意识清醒,术后需皮下注射低分子肝素钠(克赛)4 000U。请完成此治疗。

临床思维分析:低分子肝素钠等预灌针剂皮下注射注意事项。

参考答案：低分子肝素钠等预灌针剂无需排气，由于针筒内有 0.1ml 空气，注射前将空气弹至药液上方，注射完后空气正好填充于针乳头处，保证药液全部进入；不需回抽血液，以尽量避免小血管损伤所致的血肿；宜选择腹部皮下注射，如注射手臂或大腿易引起局部出血，注射时一手提捏腹部皮肤，另一手握笔式垂直进针。

临床情景实例四

患者，男性，48 岁，因"2 型糖尿病"入院，长期使用门冬胰岛素（诺和锐）皮下注射 10U，每日 2 次。今晨患者注射胰岛素后 10min，出现心慌、出汗、面色苍白。急查手指血糖为 2.0mmol/L。请立即给予相应急救处理。

临床思维分析：低血糖的处理。

参考答案：如患者神志清楚，立即给予约含 15g 糖的糖水，或其他含糖饮料、饼干、面包等，嘱患者卧床休息。15min 后复测血糖，如果血糖仍低于 3.9mmol/L，继续补充上述食物一份。如病情严重，患者神志不清，应立即给予 50% 葡萄糖 40~60ml 静脉注射，或 10% 葡萄糖液静脉滴注，必要时配合医生积极抢救处理。

（撰写人：张晓琦 审阅人：曾铁英）

第11章 皮内注射

第一节 中文教学大纲

一、目的和要求

1. 正确执行查对制度和无菌操作原则。
2. 掌握皮内注射法操作流程。
3. 皮试结果的判断。

二、学习重点和难点

1. 重点 药物配制方法,皮内注射的部位、穿刺角度、方法。
2. 难点 皮试结果的判断。

三、学习的内容和要点

1. 查对制度和无菌操作原则。
2. 皮内注射流程。
3. 皮内注射的部位、穿刺角度、方法。
4. 皮试结果的判断。

四、英语词汇、专业术语

皮内注射 intradermal injection

五、参考资料

[1] 李小寒,尚少梅.基础护理学[M].6版.北京:人民卫生出版社,2017.
[2] 姜保国,陈红.中国医学生临床技能操作指南[M].3版.北京:人民卫生出版社,2020.

六、思考题

1. 皮内注射的注意事项有哪些?

2. 皮试结果不能确认或怀疑假阳性,如何处理?

第二节 英文教学大纲

I. Learning objectives and requirements

1. To implement the check rules and sterile principles correctly.
2. To master the operation process of intradermal injection.

II. Key points and difficulties in learning

1. Key points　Methods of drug allocation, location, puncture angle, and methods of intradermal injection.
2. Difficulties　Judgment of intradermal injection results.

III. Contents and main points of learning

1. Check rules and sterile principles.
2. The operation process of intradermal injection.
3. Location, puncture angle, and methods of intradermal injection.
4. Judgment of intradermal injection results.

第三节 操 作 流 程

一、临床场景

患者钱某,女性,40 岁,住院号 123456。因"肺部感染"入院,拟行青霉素抗感染治疗,现进行青霉素皮试。

二、用物准备

1. 治疗车上层物品(注射盘内):皮肤消毒液、75% 乙醇、砂轮、剪刀、棉签、弯盘、一次性注射器、无菌纱布、标签、一次性治疗巾、遵医嘱准备的药物、医嘱单、治疗卡、快速手消毒剂、做过敏试验时另备抢救盒(0.1% 盐酸肾上腺素、地塞米松各 1 支,1ml/2ml 一次性注射器)。
2. 治疗车下层物品:医疗垃圾桶、生活垃圾桶、锐器盒。

三、标准操作流程

1. 核对医嘱。
2. 自我介绍,核对患者姓名、床号、住院号。简单询问病史,评估患者病情、意识、自理能力及合作程度;了解患者过敏史、用药史,药物使用注意事项,评估注射部位状况。

"您好,我是您的管床护士×××,您今天的治疗由我来完成。请问您叫什么名字,让我核对一下您的床头信息及腕带信息。根据您的检查结果,需要为您应用青霉素治疗。现在需要做皮试,您可以接受吗? 您以前用过青霉素治疗吗? 您对青霉素有过敏情况吗? 还用过其他抗生素吗? 对其他药物有过敏吗? "

3. 洗手,戴口罩。取无菌治疗巾备一无菌区。

4. 按注射单取药,双人核对药物,按无菌原则配制皮试液,粘贴药物标签,置入无菌治疗巾内。

5. 备齐用物携至患者床边,再次核对患者姓名、床号、住院号、手腕带。

6. 协助患者取合适的体位,根据患者情况选择并暴露注射部位,一般选择前臂掌侧下端。

7. 75% 乙醇消毒皮肤,范围直径大于 5cm,待干。

8. 再次核对。排尽空气,一手绷紧前臂内侧皮肤,一手持注射器,针头斜面向上,与皮肤呈 5° 刺入皮肤。待针头斜面完全进入后,放平注射器,一手拇指固定针栓,另一手注射药物 0.1ml,使局部形成一皮丘,迅速拔出针头。

9. 再次核对,记录时间。

10. 协助患者取舒适卧位,询问患者需要,进行健康宣教,洗手。

"已经为您注射完毕,谢谢您的配合,感觉还好吗? 进行相关知识宣教,指导患者勿按揉局部,有任何不适及时告知。"

11. 处理用物,洗手。

12. 皮试 15~20min 后由两位护士观察结果,做相关记录。

第四节　评　分　标　准

项目	项目总分	操作要求	评分等级及分值				实际得分
			A	B	C	D	
仪表	3	穿工作服,穿戴整齐	3	2	1	0	
操作前准备	12	核对医嘱,自我介绍,核对患者姓名、床号、住院号	3	2	1	0	
		评估患者病情、意识、自理能力及合作程度,了解患者过敏史、用药史,药物使用注意事项,评估注射部位状况	3	2	1	0	
		选择光线好明亮的房间,注意保暖	3	2	1	0	
		洗手,戴口罩,准备用物	3	2	1	0	
操作过程	65	取无菌治疗巾备一无菌区	5	3	1	0	
		按注射单取药,双人查对药名、浓度、剂量、有效期,检查药液质量	5	3	1	0	
		按无菌原则配制皮试液,粘贴药物标签,置入预先备好的无菌治疗巾	10	7	4	0	
		至患者床边,再次核对患者姓名、床号、住院号、手腕带	5	3	1	0	
		协助患者取合适体位,暴露穿刺部位	5	3	1	0	
		用 75% 乙醇消毒皮肤,范围直径大于 5cm,待干	5	3	1	0	

续表

项目	项目总分	操作要求	评分等级及分值				实际得分
			A	B	C	D	
操作过程		一手绷紧前臂内侧皮肤,一手持注射器,针头斜面向上,与皮肤呈5°刺入。待针头斜面完全进入皮肤后,放平注射器,一手拇指固定针栓,另一手注射药液0.1ml,使局部形成一皮丘,迅速拔出针头	25	15	8	0	
		再次核对,记录时间	5	3	1	0	
操作后	15	了解患者有无不适,简短交流,感谢患者配合	5	3	1	0	
		处理用物,洗手	5	3	1	0	
		皮试15~20min后由两人观察皮试结果,记录	5	3	1	0	
操作质量	5	定位准确,皮丘完好	5	3	1	0	
总计	100						

第五节 临床情景实例与临床思维分析题目

临床情景实例一

患者,女性,23岁,因"急性扁桃体炎"入院,医嘱青霉素皮试,您在评估患者过敏史时得知患者乙醇过敏,此时您如何处理?

临床思维分析:对乙醇过敏的患者进行皮内注射时的皮肤清洁方法。

参考答案:可选择生理盐水进行皮肤清洁,忌用含碘消毒剂消毒,以免着色影响对局部反应的观察或与碘过敏反应相混淆。

临床情景实例二

患者,男性,32岁,因智齿发炎导致面部肿胀,医嘱青霉素皮试,15min后观察局部皮丘隆起增大,出现红晕,直径大于1cm,此时您如何处理?

临床思维分析:青霉素皮试结果阳性患者的处理方法。

参考答案:皮试结果阳性者不可使用青霉素,同时将结果告知医生、患者及其家属,并在体温单、病历、医嘱单、床头卡醒目标记。

临床情景实例三

患者,男性,56岁,在工地工作时不小心被电锯割伤手掌,急诊科行清创术后,医生开具医嘱破伤风抗毒素(TAT)注射,在注射之前请为该患者行破伤风抗毒素皮试。

临床思维分析:破伤风皮试液的配制及皮试方法。

参考答案:用1ml注射器吸取TAT药液(浓度为1 500U/ml)0.1ml,加生理盐水稀释至1ml(浓度为150U/ml),即可供皮试使用。取上述皮试液0.1ml做皮内注射,20min后判断结果。

临床情景实例四

患者,男性,23岁,因"肺炎"入院,护士根据医嘱行青霉素皮试,但局部并未形成皮丘,请问下一步如何处理?

临床思维分析:皮试未形成皮丘的处理办法。

参考答案:向患者解释和道歉;必要时更换注射器及注射部位重新注射;避免针头刺入过深或过浅;皮内注射剂量要达到要求。

(撰写人:张晓琦　审阅人:曾铁英)

第12章 胃管置入术

第一节 中文教学大纲

一、目的和要求

1. 了解临床胃管置入的适应证。
2. 掌握留置胃管的操作流程。
3. 掌握判断胃管位置的方法。

二、学习重点和难点

1. 置管过程中患者的配合。
2. 胃管在胃内的判断方法。
3. 胃管置入并发症的预防及处理。

三、学习的内容和要点

1. 胃管置管指征与置管深度的评估。
2. 胃管置入操作流程。
3. 胃管在胃内判断方法。
4. 胃管置入并发症的预防及处理。

四、英语词汇、专业术语

胃管置入 gastric tube insertion

五、参考资料

[1] 李小寒,尚少梅.基础护理学[M].6版.北京:人民卫生出版社,2017.
[2] 姜保国,陈红.中国医学生临床技能操作指南[M].3版.北京:人民卫生出版社,2020.

六、思考题

1. 如何判断胃管是否在胃内?
2. 当不能抽吸出胃内容物时应如何处理?

第二节　英文教学大纲

I. Learning objectives and requirements

1. To understand the clinical indications of gastric tube insertion.
2. To master the operation process of gastric tube insertion.
3. To master the methods of judging the position of gastric tube.

II. Key points and difficulties in learning

1. The cooperation patients need to know during inserting the gastric tube.
2. The methods to make sure the gastric tube is in the stomach.
3. Prevention of complications of gastric tube insertion.

III. Contents and main points of learning

1. Indications of gastric tube insertion, and the insertion length of the gastric tube.
2. General procedure of gastric tube insertion.
3. The methods to make sure the gastric tube is in the stomach.
4. Prevention of complications of gastric tube insertion.

视频 12-1　胃管置入术操作流程

第三节　操　作　流　程

一、临床场景

患者孙某,女性,46 岁,诊断:食管癌。术前遵医嘱留置胃管行胃肠减压。

二、用物准备

1. 治疗车上层物品:治疗巾、灌注器 1 支、无菌纱布、治疗碗、石蜡油、小水杯、无菌手套、胃管、负压引流盒、棉签、胶布、剪刀、听诊器、手电筒、弯盘、胃管标识、有刻度软尺、手消毒剂。
2. 治疗车下层物品:医用垃圾桶、生活垃圾桶。

三、标准操作流程

1. 备齐用物携至患者床旁,核对患者床号、姓名、住院号。

"您好,我是您的管床护士×××。请问您叫什么名字?为了预防术中误吸,减少术后吻合口张力,现需要给您留置胃管行胃肠减压,您可以接受吗?"

2. 简单询问病史,评估患者的病情、意识状态及合作程度;评估口腔黏膜、鼻腔及周围皮肤情况;了解有无食管静脉曲张;询问有无活动义齿。

3. 摆体位:取半卧位或坐位,无法坐起者取右侧卧位,昏迷患者取去枕平卧位,头后仰。

4. 保护床单元:治疗巾铺于下颌下,弯盘置于合适处。

5. 鼻腔准备:观察鼻腔是否通畅,选择通畅一侧,用棉签清洁鼻腔。

6. 标记胃管:测量胃管置入长度(前额发际至剑突),并标记。

7. 润滑胃管:戴无菌手套,用石蜡油纱布润滑胃管前端。

8. 插胃管:一手持纱布托住胃管,另一手将胃管从选定侧鼻腔轻轻插入至咽喉部10~15cm,嘱患者吞咽,顺势将胃管向前推进,直至预定长度,初步固定。在插管过程中,观察患者病情变化,若出现恶心、呕吐,应暂停插入,嘱患者深呼吸;插入不畅时,检查胃管是否盘曲口中或将胃管抽出少许,再小心插入;呛咳、呼吸困难、发绀时,应立即拔管。

9. 确认:检查胃管是否在胃内,确认方法。

(1)在胃管末端连接注射器,可抽出胃液。

(2)置听诊器于患者胃部,快速经胃管向胃内注入10ml空气,听到气过水声。

(3)将胃管末端置于盛水的治疗碗内,无气泡逸出。

10. 妥善固定胃管。

11. 检查一次性负压盒,排出负压盒内气体,连接胃管,固定于床边适当处。观察引流管是否通畅及引流液的颜色、性质、量。协助患者清洁口腔、鼻腔及面部,撤去弯盘及治疗巾。

12. 脱手套,粘贴胃管标识。整理床单元,协助取舒适卧位。

13. 询问患者需要,进行健康宣教。

"××,请注意胃管不要打折、受压及牵拉,翻身、下床活动前应解开负压盒固定带,避免胃管脱出。"

14. 处理用物。洗手,取口罩。

第四节　评　分　标　准

项目	项目总分	操作要求	评分等级及分值				实际得分
			A	B	C	D	
仪表	3	穿工作服,穿戴整齐	3	2	1	0	
操作前准备	13	核对医嘱,医生自我介绍,核对患者姓名、床号、住院号	5	3	1	0	
		向患者解释胃管置入的目的、方法、注意事项、配合要点等,评估患者口腔黏膜、鼻腔及周围皮肤情况;了解有无食管静脉曲张;询问有无活动义齿	5	3	1	0	
		洗手,戴口罩,准备用物	3	3	1	0	
操作过程	70	取半卧位或坐位,昏迷患者去枕平卧位,头向后仰	5	3	1	0	
		将一次性治疗巾铺于下颌下,弯盘置入合适处	5	3	1	0	
		观察鼻腔是否通畅,选择通畅一侧,用棉签清洁鼻腔	5	5	3	0	

续表

项目	项目总分	操作要求	评分等级及分值				实际得分
			A	B	C	D	
操作过程		测量胃管置入长度,并标记	5	3	1	0	
		戴无菌手套,用石蜡油纱布润滑胃管前端	3	2	1	0	
		一手持纱布托住胃管,另一手将胃管从选定侧鼻腔轻轻插入至咽喉部 10~15cm,根据患者具体情况进行插管:①清醒患者:嘱患者吞咽,顺势将胃管向前推进,直至预定长度;②昏迷患者:左手将患者头部托起,使下颌靠近胸骨柄,增大咽部通道弧度,使管端沿后壁滑行,插入胃管至预定长度,初步固定	15	10	5	0	
		在插管过程中,观察患者病情变化,若出现恶心、呕吐,应暂停插入,嘱患者深呼吸;插入不畅时,检查胃管是否盘曲口中或将胃管抽出少许,再小心插入;发生呛咳、呼吸困难、发绀时,应立即拔管	10	5	1	0	
		证实胃管在胃内:①在胃管末端连接灌注器,可抽出胃液;②置听诊器于患者胃部,快速经胃管向胃内注入 10ml 空气,听到气过水声;③将胃管末端置于盛水的治疗碗内,无气泡逸出	10	6	3	0	
		妥善固定胃管	3	2	1	0	
		检查一次性负压盒,排出负压盒内气体,连接胃管,固定于床边适当处	3	2	1	0	
		观察引流管是否通畅及引流液的颜色、性质、量	3	2	1	0	
		协助患者清洁口腔、鼻腔及面部,撤去弯盘及治疗巾	3	2	1	0	
操作后	9	脱手套,粘贴胃管标识	3	2	1	0	
		指导患者置管期间注意事项,感谢配合	3	2	1	0	
		处理用物,洗手,做相关记录	3	2	1	0	
操作质量	5	置管位置准确,能够正确实施判断胃管位置的方法	5	3	1	0	
总计	100						

第五节　临床情景实例与临床思维分析题目

临床情景实例一

患者,女性,62 岁,诊断为"中下段食管癌",手术当天早晨需留置胃管。对于该患者在置入胃管前应重点做好哪些评估?

临床思维分析:胃管置入术前评估。

参考答案:置管前要充分评估患者的病情、意识状态及合作程度;口腔黏膜、鼻腔及周围皮肤情况;了解食管病灶的位置、有无溃疡出血、是否有食管胃底静脉曲张等情况,以及食管通畅情况;询问有无活动义齿;向患者解释操作目的,取得患者配合。

临床情景实例二

患者,男性,68 岁,因"车祸伤意识昏迷 1h"收入院,为进行营养支持,现遵医嘱留置胃管,进行肠内营养。请为其置入胃管。

临床思维分析:昏迷患者胃管置入的体位及流程。

参考答案:操作前,将病床调至合适高度,昏迷患者胃管置入时取去枕平卧位,头向后仰;在胃管置入 10~15cm 时,将患者头部托起,使下颌靠近胸骨柄,增大咽部通道的弧度,使管端沿食管后壁滑行,插入至预定长度,避免误入气道。使用多种方法确保胃管在胃内后,方可进行肠内营养。

临床情景实例三

患者,男性,48 岁,因"急性阑尾炎"入院,术前常规留置胃管。在留置胃管的过程中突然出现呛咳、呼吸困难。请分析原因并立即处理。

临床思维分析:胃管误入气道的处理。

参考答案:在置管过程中,患者出现呛咳、呼吸困难、发绀,高度怀疑胃管误入气道,应立即拔出胃管,待患者平稳后再重新置管。

临床情景实例四

患者,女性,60 岁,因"吞咽障碍"需留置胃管进行营养支持,胃管插入至预定刻度,抽吸未见胃液,该如何处理?

临床思维分析:检查胃管是否在胃内的方法。

参考答案:若抽吸胃管未见胃液,可适当调整胃管的深度和在胃内的方向,重新抽吸。如仍未能吸出胃内容物,可置听诊器于患者胃部,快速经胃管向胃内注入 10ml 空气,听诊是否有气过水声,如有气过水声则证明胃管在胃内;或将胃管末端置于盛水的容器内,观察有无气泡逸出,若无气泡逸出,说明胃管在胃内。若以上方法均不能确定胃管位置,则需通过 X 线检查确定胃管在胃内后,方可注入营养液。

(撰写人:潜艳　审阅人:曾铁英)

第13章 穿脱隔离衣

第一节 中文教学大纲

一、目的和要求

1. 掌握穿脱隔离衣的方法。
2. 掌握临床隔离衣的使用原则。

二、学习重点和难点

1. 临床污染区与清洁区的区分。
2. 规范操作程序,避免污染隔离衣清洁面。

三、学习的内容和要点

1. 隔离衣的临床适用情景。
2. 穿脱隔离衣注意事项。
3. 穿脱隔离衣的规范操作程序。

四、英语词汇、专业术语

隔离衣 isolation gown

五、参考资料

［1］李小寒,尚少梅.基础护理学［M］.6版.北京:人民卫生出版社,2017.
［2］姜保国,陈红.中国医学生临床技能操作指南［M］.3版.北京:人民卫生出版社,2020.

六、思考题

1. 穿脱隔离衣适用范围是什么?
2. 已穿隔离衣若继续使用,该如何挂放?

第二节 英文教学大纲

I. Learning objectives and requirements

1. To master the methods of wearing and taking off isolation gown.
2. To master the indications of wearing isolation gown.

II. Key points and difficulties in learning

1. To understand how to distinguish contaminated areas and clean areas.
2. General procedure of wearing and taking off isolation gown.

III. Contents and main points of learning

1. The indications of wearing isolation gown.
2. Precautions of wearing and taking off isolation gown.
3. General procedure of wearing and taking off isolation gown.

第三节 操 作 流 程

一、临床场景

患者邬某,女性,46岁,住院号123456。以"肺部感染"收入院,测体温38.5℃,抽血培养结果显示多重耐药菌感染。

二、用物准备

隔离衣一件,挂衣架,快速手消毒剂。

三、标准操作流程

(一) 穿隔离衣

1. **评估** 患者病情、治疗与护理、隔离的种类及措施、穿隔离衣的环境。
2. **取衣** 检查隔离衣,取衣后手持衣领,衣领两端向外折齐,对齐肩缝。
3. **穿袖** 一手持衣领,另一手伸入一侧袖内,持衣领的手向上拉衣领,将衣袖穿好;换手持衣领,依上法穿好另一袖。
4. **系领** 两手持衣领,由领子中央顺着边缘由前向后系好衣领。
5. **系袖口** 扣好袖口或系上袖带。
6. **系腰带** 将隔离衣一边逐渐向前拉,见到衣边捏住,同法捏住另一侧衣边。两手在背后将边缘对齐,向一侧折叠,一手按住折叠处,另一手将腰带拉至背后折叠处,腰带在背后交叉,回到前面打一活结系好。

(二) 脱隔离衣

1. **解腰带** 解开腰带,在前面打一活结。
2. **解袖口** 解开袖口,在肘部将部分衣袖塞入工作衣袖内,充分暴露双手。

3. 消毒双手

4. 解衣领 解开领口系带(或领扣)。

5. 脱衣袖 用手钩住隔离衣内侧,或用一侧隔离衣袖包住手,下拉对侧隔离衣袖,使袖子完全脱出。

6. 处理 双手持领,将隔离衣两边对齐,挂在衣钩上;不再穿的隔离衣,脱下后清洁面向外,卷好投入医疗垃圾袋或回收袋内。

第四节　评 分 标 准

项目	项目总分	操作要求	评分等级及分值				实际得分
			A	B	C	D	
仪表	3	穿工作服,穿戴整齐	3	2	1	0	
操作前准备	16	操作用物全	5	3	1	0	
		评估(详见评估要点)	5	3	1	0	
		修剪指甲,取下手表	3	2	1	0	
		洗手,戴口罩	3	2	1	0	
操作过程	76	取衣:检查隔离衣,取衣后手持衣领,衣领两端向外折齐,对齐肩缝	5	3	1	0	
		穿袖:一手持衣领,另一手伸入一侧袖内,向上拉衣领,将衣袖穿好;换手持衣领,依上法穿好另一袖	6	4	2	0	
		系领:两手持衣领,由领子中央顺着边缘由前向后系好衣领	5	3	1	0	
		系袖口:扣好袖口或系上袖带	5	3	1	0	
		系腰带:将隔离衣一边逐渐向前拉,见到衣边捏住,同法捏住另一侧衣边。两手在背后将边缘对齐,向一侧折叠,一手按住折叠处,另一手将腰带拉至背后折叠处,腰带在背后交叉,回到前面打一活结系好	12	8	4	0	
		脱隔离衣:解开腰带,在前面打活结	5	3	1	0	
		解开袖口,在肘部将部分衣袖塞入工作衣袖内,充分暴露双手	5	3	1	0	
		消毒双手	3	2	1	0	
		解开领口系带(或领扣)	3	2	1	0	
		脱衣袖:用手钩住隔离衣内侧,或用一侧隔离衣袖包住手,下拉对侧隔离衣袖,使袖子完全脱出	12	8	4	0	
		处理:双手持领,将隔离衣两边对齐,挂在衣钩上;不再穿的隔离衣,脱下后清洁面向外,卷好投入医疗垃圾袋或回收袋内	12	8	4	0	
		洗手,脱口罩	3	2	1	0	
操作质量	5	操作熟练,操作中未污染隔离衣清洁部分,隔离衣穿戴整齐	5	3	1	0	
总计	100						

第五节　临床情景实例与临床思维分析题目

临床情景实例一

患者,女性,39 岁,近 1 个月来出现不明原因发热,体温波动在 37~38℃之间,以"发热原因待查"收入感染科病房。请为患者测量生命体征。

取隔离衣时,发现隔离衣下摆处有一潮湿区域,该如何处理?

临床思维分析:穿脱隔离衣适应证的掌握,隔离衣潮湿的处理。

参考答案:为患者进行生命体征测量前,护士应该穿隔离衣,必要时进行标准防护。若发现隔离衣潮湿,立即更换。

临床情景实例二

患者,男性,60 岁,因"高热、腹泻 2 天",以"细菌性痢疾"收入感染科病房,医务人员拟为其进行静脉输液以纠正脱水状况,穿好隔离衣后发现隔离衣不能遮盖住工作服,该如何处理?

临床思维分析:隔离衣的选择。

参考答案:细菌性痢疾是一种由于肠道组织感染志贺菌属而引起的传染性疾病,为保护操作者,为该患者进行静脉输液时应先穿隔离衣;在穿隔离衣前应保证隔离衣无破损,大小合适,能完全遮盖住工作服。如果隔离衣不能遮盖工作服,应将隔离衣脱下,更换合适大小的隔离衣。

临床情景实例三

患者,男性,78 岁,因"肺部感染"收入院,抽血培养结果显示多重耐药鲍曼不动杆菌感染。目前因呼吸困难行气管切开术,呼吸机辅助呼吸。现患者需进行吸痰,请问该如何正确实施? 吸痰过程中,患者出现剧烈呛咳,气道分泌物喷溅在隔离衣外层,该如何处理?

临床思维分析:穿隔离衣的临床适用情景,以及隔离衣污染时的处理。

参考答案:吸痰前,操作者应该穿隔离衣。出现气道分泌物污染隔离衣的情况时,在妥善处理好患者后,一次性隔离衣应清洁面向外卷好后投入黄色医疗垃圾袋,非一次性隔离衣应按照消毒规范进行送洗消毒,重新更换隔离衣进行操作。

临床情景实例四

患者,女性,53 岁,以"肺部感染"收入院,测体温 38.5℃,抽血培养结果示多重耐药菌感染。管床医生穿好隔离衣为患者进行肺部听诊后,接着要查看下一个患者,应如何处理?

临床思维分析:脱隔离衣的操作流程,以及隔离衣使用后的处理规范。

参考答案:操作完毕,按照脱隔离衣的要求将隔离衣脱下,根据悬挂位置将隔离衣折好,若悬挂在病房内则污染面向外,若悬挂在半污染区则清洁面向外。

(撰写人:潜艳　审阅人:曾铁英)

第14章 三腔二囊管止血法

第一节 中文教学大纲

一、目的和要求

1. 掌握三腔二囊管各部分的组成和结构。
2. 掌握三腔二囊管止血的正确操作。

二、学习重点和难点

1. 重点 三腔二囊管止血的操作步骤。
2. 难点 三腔二囊管各部分的正确放置部位。

三、学习内容和要点

1. 三腔二囊管止血的适应证及禁忌证。
2. 三腔二囊管止血及拔管的操作流程。
3. 三腔二囊管操作中注意事项及常见并发症。

四、英语词汇、专业术语

食管胃底静脉曲张 esophago-gastric fundal varices
三腔二囊管 Sengstaken-Blakemore tube
胃气囊 gastric balloon
食管气囊 esophageal balloon
胃管 gastric canal

五、参考资料

［1］万学红,卢雪峰.诊断学［M］.9 版.北京:人民卫生出版社,2018.
［2］钱家鸣.消化内科学［M］.2 版.北京:人民卫生出版社,2014.

［3］陈旻湖 . 消化病学［M］. 北京：人民卫生出版社，2019.

六、思考题

1. 三腔二囊管止血的适应证是什么？
2. 三腔二囊管止血的禁忌证有哪些？
3. 简述三腔二囊管止血的优缺点。
4. 如何确定三腔二囊管的胃管已被置入合适部位？
5. 简述操作者进行三腔二囊管止血时的操作步骤。
6. 三腔二囊管操作的常见并发症有哪些？

第二节　英文教学大纲

I. Learning objectives and requirements

1. Master the composition and structure of Sengstaken-Blakemore tube.
2. Master the correct operation of Sengstaken-Blakemore tube hemostasis.

II. Key points and difficulties in learning

1. Key points　Procedures of Sengstaken-Blakemore tube hemostasis.
2. Difficulties　The correct placement of each part of Sengstaken-Blakemore tube.

III. Contents and main points of learning

1. The indications and contraindications of Sengstaken-Blakemore tube hemostasis.
2. Procedures for hemostasis and extubation of Sengstaken-Blakemore tube.
3. Precautions and common complications in the operation of Sengstaken-Blakemore tube.

视频 14-1　三腔二囊管止血法操作流程

第三节　操　作　流　程

一、临床场景

患者兰某，男性，45 岁。因"呕血 1 天"入院。既往：有长期饮酒史，发现乙型肝炎病史十余年。既往内镜显示食管胃底重度静脉曲张。

二、用物准备

无菌治疗盘1个,无菌碗2个,50ml注射器1支,灌注器1个,止血钳2把,弯盘1个,无菌纱布数块,棉签数根,胶带,治疗巾,无齿镊1支,液体石蜡,生理盐水,三腔二囊管1根,负压吸引器1个,血压计,听诊器,压舌板,手电筒,0.5kg的沙袋,滑车牵引固定架。

三、标准操作流程

1. 医生自我介绍,核对患者姓名、床号。

"您好,我是×××医生,现在由我给您做检查。"

2. 简单询问病史,确定需要对患者进行三腔二囊管止血。

"根据您的情况需要进行三腔二囊管的止血治疗,在操作过程中会有一些不适感,需要您根据我的提示配合吞咽动作,请问您可以接受并配合吗?"

3. 签署知情同意书。完善术前检查(血常规、凝血功能,必要时查肝肾功能、电解质、心电图,了解患者有无口鼻部手术史),建立静脉通道,心电监护。

4. 选择光线好,明亮的房间,注意保暖;选择患者呕血间隙进行操作。

5. 准备三腔二囊管止血操作所需的材料。

6. 操作前准备

(1)洗手、消毒,按七步法清洗双手。

(2)帮助患者摆好体位,取仰卧位,头偏向一侧。

(3)向患者告知操作过程中如何配合:若有呕血,需尽量将口中血液吐出;操作过程中需要配合吞咽,练习吞咽动作;操作过程中如有不适,请及时示意。

7. 医生站在患者侧方,开始进行三腔二囊管止血操作。

(1)检查患者口鼻部,观察有无鼻中隔偏曲、鼻黏膜损伤、活动性义齿;检查鼻道通气情况。

(2)患者头偏向一侧,铺无菌治疗单,放置弯盘。

(3)清洁并润滑患者鼻腔。

(4)确定三腔二囊管有效期;戴无菌手套;检查三腔二囊管通畅性;检查胃囊及食管囊有无漏气。止血钳夹闭胃管末端,完全抽出胃囊及食管囊内气体。

(5)三腔二囊管置入:用石蜡油充分润滑三腔二囊管,使用无齿镊轻柔插入一侧鼻腔,插入咽部(10~15cm)后嘱患者吞咽后缓慢送下,操作过程中注意观察患者生命体征及有无严重恶心、呕吐或呼吸困难等不适。轻缓插入至指定深度。

(6)检查三腔二囊管位置:张嘴观察是否在口腔内盘曲;胃管置入生理盐水中观察有无气泡排除误置入气管;检查是否置入胃内,灌注器注入气体,听诊气过水声。

(7)尽量抽尽胃内积血,连接负压吸引器。

(8)向胃囊内注入200ml气体,止血钳夹闭,连接重物(0.5kg沙袋)牵引,牵引角度约40°,滑车固定;观察出血是否停止(注意每12~24h需放气15~30min)。

(9)若观察出血未停止,向食管囊内注入100~150ml气体,止血钳夹闭,观察出血是否停止(注意每8~12h需放气15~30min)。

8. 术后处理:术后清理患者口鼻部,询问患者感受。

"检查完了,谢谢您的配合,感觉还好吗? 您可以躺在床上好好休息一下。有任何不适请随时告诉我们。"

9. 完成检查,记录放置时间,分类整理器械,再次清洁双手,书写相关记录。

第四节 评 分 标 准

项目	项目总分	操作要求	评分等级及分值				实际得分
			A	B	C	D	
仪表	3	穿工作衣,穿戴整齐(口罩、帽子)	3	2	1	0	
操作前准备	17	医生自我介绍,核对患者姓名、床号,简单询问病史	3	2	1	0	
		签署知情同意书,向患者交代操作前注意事项	5	3	1	0	
		陈述需建立静脉通道、心电监护、操作时机	4	2	1	0	
		准备材料	5	3	1	0	
操作过程	69	操作者准备:洗手,体位准备	6	4	2	0	
		告知患者操作时配合要领	6	4	2	0	
		检查患者鼻咽部,铺巾,润滑鼻腔	6	4	2	0	
		检查三腔二囊管(有效期、气密性、通畅性)	6	4	2	0	
		置入三腔二囊管	9	6	3	0	
		检查三腔二囊管位置	6	4	2	0	
		抽吸胃液,连接负压吸引器	6	4	2	0	
		胃气囊充气,固定,观察	12	8	4	0	
		食管囊充气,观察	12	8	4	0	
操作后	6	了解患者有无不适,简短交流	3	2	1	0	
		完成检查,整理器械、清洁双手、做相关记录	3	2	1	0	
操作质量	5	放置三腔二囊管的手法是否轻柔,是否在操作过程中注意随时关注患者情况	5	3	1	0	
总计	100						

第五节 临床情景实例与临床思维分析题目

临床情景实例一

患者,男性,57 岁,既往有慢性乙型肝炎病史,因"反复腹胀、纳差 3 个月,呕血 1h"入院。自诉既往有频发"心慌"病史,具体不详。体格检查:血压 102/48mmHg,心率 78 次/min,律不齐,移动性浊音阳性,全腹无压痛、反跳痛。入院腹部 B 超提示肝硬化,为进行止血,能否进行三腔二囊管止血术?

患者置入三腔二囊管后 3h,心电监护提示频发室性期前收缩,试问应考虑什么诊断及进行哪些相应处理?

临床思维分析:心律失常作为三腔二囊管的禁忌证和并发症的处理。

参考答案:患者既往有频发"心慌"病史,需警惕严重的心律失常的可能,存在三腔二囊管止血术的相对禁忌证,置入时需格外谨慎,置入前应完善心电图等相关检查,并进行床边心电监测,降低三腔二囊管置入时出现严重心律失常的风险;保证置入深度已到达胃内,并做好标记定期测量气囊内压,避免管道向外滑出;牵引时应避免牵引物过重,使贲门、膈肌过度牵拉上提,挤压心尖导致心律失常;患者出现室性频发期前收缩,应立即调整三腔二囊管位置,必要时重新置管;若仍无法纠正,需联系心血管内科考虑相关介入处理。

临床情景实例二

患者,女性,52 岁,因"发现乙型肝炎 5 年,乏力、纳差 3 个月,呕血 1h"入院。入院后完善体格检查:血压 74/40mmHg,心率 130 次 /min,皮肤巩膜轻度黄染,脾大。请为其进行急诊止血措施。

患者成功置入三腔二囊管后抽吸胃管无新鲜血液,心电监护示血压 98/60mmHg,心率 90 次 /min。12h 后对胃囊和食管囊进行放气再充气,患者突然再次出现血压下降,心率增快,请明确诊断并做进一步相应处理。

临床思维分析:三腔二囊管止血治疗操作失败的处理。

参考答案:患者可进行三腔二囊管止血术;对三腔二囊管放气再充气后患者再次出现血压下降,心率增快,考虑三腔二囊管放气后再充气导致止血操作失败,应排除失败相关的原因,首先应观察三腔二囊管插入长度是否已达到标记处,胃管抽吸观察是否能抽取胃液,对食管和胃囊进行测压判断有无漏气,判断压迫是否有效,再进行相应处理。

临床情景实例三

患者,女性,67 岁,因"腹胀、纳差 3 年,呕血、黑便 2h"入院,本次呕血量约 2 000ml,呈暗红色。患者既往诊断为"肝炎后肝硬化",入院体格检查:血压 75/45mmHg,心率 155 次 /min,呼吸 38 次 /min,神志模糊,口唇黏膜苍白。应如何处理?

三腔二囊管留置后 24h,患者抽吸胃管无血液,拟行拔管时有明显阻力,该如何处理。

临床思维分析:三腔二囊管置入后拔管困难的处理。

参考答案:患者可进行三腔二囊管止血术;患者留置三腔二囊管后拔管有明显阻力,考虑存在拔管困难,可进行以下处理:①拔管前仔细检查气囊有无粘连或堵塞;②做好患者宣教工作,防止患者由于过度紧张引起食管或膈肌痉挛导致拔管困难;③气囊通道流出受阻,可拿住近端鼻腔端,剪短三叉端,待气体自然流出后再拔管;亦可通过内镜下刺破气囊再拔管;④气囊与黏膜粘连导致拔管困难时,可每隔 15min 让患者口服液体石蜡 20ml,反复数次,再推送三腔二囊管,待解除粘连后再尝试拔管;若上述方法无效则进行开腹手术取出。

临床情景实例四

患者,女性,69 岁,因"腹胀 2 年,呕血 2h"入院。呕血量约 1 600ml,可见暗红色血凝块。既往有慢性乙型肝炎携带病史,有冠心病病史 10 年,偶有胸痛、心悸等不适。入院查体血压 85/40mmHg,脉搏细速,腹部膨隆,脾大。请陈述如何进行急诊处理。

患者置入三腔二囊管 12h 后,给予放气治疗。患者在放气后 20min,突然出现心悸、冷汗、胸闷不适,无呕血、黑便。请问进一步如何处理。

临床思维分析:三腔二囊管放气后再次出现静脉曲张活动性出血的诊断与鉴别诊断,以及相关的处理。

参考答案:患者可进行三腔二囊管止血术;患者的三腔二囊管放气后再次出现心悸、冷汗、胸闷不适,需排除再次静脉曲张活动性出血,同时需与急性冠脉综合征相鉴别。静脉曲张再出血可通过抽吸胃管观察有无新鲜出血,心电监护显示有无失血性休克表现,血常规血红蛋白的动态变化进行判断;急性冠脉综合征可通过心电图及心肌酶谱、心肌梗死标志物检查进行判断,再根据相关结果决定处理方案。

(撰写人:韦旺 审阅人:肖芳 周琦)

第15章 胸腔穿刺术

第一节　中文教学大纲

一、目的和要求

熟练掌握胸腔穿刺术。

二、学习的重点和难点

1. 重点　胸腔穿刺术的操作步骤。
2. 难点　穿刺点的选择、胸膜反应和复张性肺水肿的识别及处理。

三、学习的内容和要点

胸腔穿刺术的目的、适应证、禁忌证、操作前准备、操作步骤、并发症及处理和相关知识。

四、英语词汇、专业术语

胸腔积液 pleural effusion
胸腔穿刺术 thoracentesis
胸膜反应 pleural reaction
复张性肺水肿 reexpansion pulmonary edema

五、参考资料

［1］姜保国,陈红 . 中国医学生临床技能操作指南［M］.3 版 . 北京：人民卫生出版社,2020.
［2］万学红,卢雪峰 . 诊断学［M］.9 版 . 北京：人民卫生出版社,2018.

六、思考题

1. 在行胸腔穿刺术中,患者出现头晕、面色苍白、出汗、心悸、胸部压迫感等症状时,最关键的处理措施是什么？

2. 在行胸腔穿刺术中过程中，顺利抽出淡黄色液体 1 500ml 后，患者出现呼吸困难加重、端坐呼吸、发绀、咳粉红色泡沫样痰。请分析最可能的原因。

第二节　英文教学大纲

I. Learning objectives and requirements

Master the indications, contraindications and procedures of thoracentesis.

II. Key points and difficulties in learning

1. Key points　　Procedures of thoracentesis.

2. Difficulties　　The site selection of thoracentesis; the recognition and treatment of pleural reaction and reexpansion pulmonary edema.

III. Contents and main points of learning

1. The indications and contraindications of thoracentesis.

2. Preparation and procedures of thoracentesis.

3. Precautions and common complications of thoracentesis.

第三节　操 作 流 程

一、临床场景

患者高某，男性，45 岁。因"胸闷、气促 7 天"入院，体格检查：左下肺呼吸音低，叩诊为浊音，胸部 X 线检查示左侧中等量胸腔积液。请你实施胸腔穿刺术。

二、用物准备

胸腔穿刺包或者一次性抽液包、无菌手套、碘伏、棉签、胶布、纱布、弯盘、2% 利多卡因、砂轮、5ml 注射器、50ml 注射器、标本容器、洗手液、血压计、锐器盒。

三、标准操作流程

1. 与患者家属签署授权委托书和知情同意书，解释胸腔穿刺目的、操作过程、可能风险。

2. 洗手，携带准备的物品至患者床旁。

3. 自我介绍，核对患者姓名、床号、住院号等信息，告知需要配合的事项，测量生命体征。

"您好，请问您是 ×× 床 ×× 患者吗？我是 ×× 医生，我核对一下您的床头卡和手腕带信息，根据您现在的病情需要给您进行胸腔穿刺，请您不要紧张，在操作过程中请您尽量不要剧烈咳嗽，保持姿势不要变动，如果有头晕、心悸、气促等不适及时示意我。我现在为您测量血压、心率等。"

4. 摆好体位，充分暴露穿刺部位。为患者演示骑跨位，面向椅背，两前臂置于椅背上，前额伏于前臂，再帮助其掀起衣服，暴露背部皮肤。不能起床者可取半卧位，患者前臂上举抱于枕部。

5. 复习患者胸片，结合肺部叩诊、听诊，确定穿刺部位，常在左侧肩胛下角线或腋后线第 7~8 肋间隙进行(亦可选腋中线第 6~7 肋间或腋前线第 5 肋间穿刺。如为气胸，则选择锁骨中线第 2 肋间或腋中线

4~5 肋间),或选择超声检查确定的穿刺点。

6. 穿刺部位皮肤常规消毒,以穿刺点为中心由内向外环形扩展进行消毒三次,直径至少 15cm,每次消毒范围不得大于前一次,消毒不得留白,最后范围大于洞巾孔范围。

"现在我要进行消毒了,消毒液接触皮肤会有点儿凉,请不要紧张。"

7. 打开穿刺包,戴无菌手套,铺洞巾(注意对好洞巾孔与穿刺点的位置)。检查包内物品是否齐全,放入注射器、无菌纱布等物品,检查穿刺针,封闭末端。

"现在给您铺巾,请保持姿势不要随意移动。"

8. 取 5ml 注射器,抽取 2% 利多卡因约 4ml(抽之前,与助手核对麻醉剂是否有误),左手拇指和示指固定穿刺点皮肤,右手持麻醉针在下一肋骨上缘的穿刺点进针,先打一个皮丘,再垂直于皮肤进针,边进针边回抽,回抽无血后推麻醉药,逐层浸润麻醉,直至回抽出液体,提示进入胸膜腔,右手示指指示进针深度,缓慢拔除麻醉针,并以无菌纱布按摩穿刺点片刻,以利于麻醉药充分吸收。

"现在准备给您打麻醉药了,进针时会有一点儿疼,请不要紧张,不要动。"

9. 比对穿刺针长度,左手拇指和示指固定穿刺点皮肤,右手持穿刺针(示指指示预计进针深度)靠近肋骨上缘垂直皮肤进针,直至突破感出现,接上 50ml 注射器或抽液器进行抽液。注意用止血钳或者用手协助固定穿刺针,以防刺入过深损伤肺组织。注意首次抽液量不超过 600ml,以后每次不超过 1 000ml。

"现在准备给您进行穿刺抽液了,请放松不要紧张,避免剧烈咳嗽,保持姿势不要变动,如果有头晕、心悸、气促等不适及时示意我。"

10. 穿刺结束后,拔出穿刺针,消毒穿刺点,无菌纱布覆盖压迫后,胶布固定。为患者复原衣物,嘱患者卧位或半卧位休息半小时,复测生命体征,观察患者症状和体征有无变化,注意有无并发症。

"现在对您的操作已经结束了,请您平躺在床上休息,注意保持敷料干燥,不要脱落,如果敷料打湿或者脱落了,请及时告知我们进行更换。如有不适也请及时告诉我们,标本我们将及时送检,感谢您的配合。"

11. 及时送检标本,收拾穿刺操作用品,清理现场,书写操作记录。

第四节　评分标准

项目	项目总分	操作要求	评分等级及分值				实际得分
			A	B	C	D	
仪表	3	穿白大褂,戴帽子、口罩	3	2	1	0	
操作前准备	13	核对患者信息,测量生命体征,确认其无麻醉药过敏	3	2	1	0	
		术前沟通:告知患者操作目的、过程、风险等,告知患者操作过程需注意保持姿势,避免咳嗽、说话,有不适及时示意	3	2	1	0	
		签署知情同意书	4	2	1	0	
		物品准备:确认物品齐全,物品摆放合理	3	2	1	0	
操作过程	56	患者体位:常规取直立坐位,上身稍前倾,必要时双前臂合抱或将前胸靠在桌上,充分暴露肋间隙	4	3	2	0	
		确定穿刺点:一般通过叩诊、听诊结合影像学检查结果确定穿刺点,必要时通过超声定位甚至 B 超引导下穿刺,常用腋前线第 5 肋间,腋中线第 6~7 肋间,腋后线第 7~8 肋间,肩胛下角线第 7~8 肋间,区分左右边,标记穿刺点	8	5	3	0	

续表

项目	项目总分	操作要求	评分等级及分值				实际得分
			A	B	C	D	
操作过程		消毒:以穿刺点为中心,向周边环形扩展消毒直径至少15cm,不留白,消毒3次,范围渐小,注意无菌原则	6	4	2	0	
		铺巾:无菌洞巾中心对准穿刺点,上方以胶布或巾钳固定	4	3	2	0	
		检查穿刺针:取尾部连接乳胶管的穿刺针,检查穿刺针完好,穿刺前夹闭乳胶管,检查包内物品是否齐全	4	3	2	0	
		核对药品信息,注射器吸取适量利多卡因	4	3	2	0	
		麻醉:穿刺点局部打皮丘,沿肋骨上缘垂直进针,逐层浸润麻醉,边进针边回抽	4	3	2	0	
		回抽见胸腔积液即停止,记下进针长度并拔出麻醉针,比对穿刺针进针深度	3	2	1	0	
		穿刺:沿麻醉区域所在肋间的肋骨上缘,垂直、缓慢进针,达到预定深度或有突破感后停止	6	4	2	0	
		连接注射器,松开止血钳回抽,有胸腔积液抽出即成功	4	3	2	0	
		抽液:请助手协助固定穿刺针、夹闭乳胶管,术者接注射器抽液,后根据需要收集标本	5	3	1	0	
		抽液完毕后拔出穿刺针,消毒穿刺点,覆盖无菌纱布,压迫片刻后胶布固定	4	3	2	0	
操作后	8	再次测量生命体征,嘱患者平卧休息	2	1.5	1	0	
		记录标本量与性质,分类标记,及时送检	2	1.5	1	0	
		分类整理用物,书写操作记录(口述)	4	3	1	0	
操作质量	20	1次成功满分;2~3次成功酌情得分;3次以上或不成功不得分	10	8	5	0	
		无菌原则	5	3	1	0	
		人文关怀	5	3	1	0	
总计	100						

第五节 临床情景实例与临床思维分析题目

临床情景实例一

患者,男性,28岁,因"低热1周,右侧胸痛2天"入院,经查体和B超检查诊断右侧中等量胸腔积液,为明确病因诊断首选行胸腔穿刺术和胸腔积液化验检查。今日于床边行右侧胸腔穿刺术,穿刺过程中患者出现头晕、心悸、冷汗、血压下降、脉搏细弱、四肢冷等反应,请予以相应处理。

临床思维分析：该患者为年轻人，穿刺过程中出现反应考虑为胸膜反应。

处理措施为：立即停止操作，平卧，上心电监护，吸氧，常规氧流量 2~3L/min，必要时皮下注射 0.1% 肾上腺素 0.3~0.5mg，开放静脉通道，向患者家属交代病情。

临床情景实例二

患者，女性，65 岁，因"咳嗽、左侧胸痛 3 周"入院。胸部 CT 示左上肺膨胀不全并左侧胸腔积液，患者精神紧张，咳嗽频繁。

1. 为尽快明确诊断，下一步进行哪些处理措施？

2. 穿刺过程中患者出现剧烈咳嗽，穿刺置管引流后患者出现气促加重。体格检查：左肺尖叩诊呈鼓音，左肺呼吸音减低。该患者出现此类情况，考虑原因为什么？

3. 综合上述情况，穿刺后急行胸部 X 线检查，结果如图 15-1 所示，该如何处理？

临床思维分析：

1. 为明确胸腔积液病因诊断，首选胸腔穿刺术和胸腔积液化验，因患者精神紧张，穿刺前需向患者告知穿刺注意事项，进行心理沟通，缓解患者心理压力，使其配合完成穿刺。

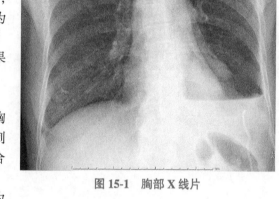

图 15-1　胸部 X 线片

2. 穿刺过程中出现剧烈咳嗽，结合体格检查考虑为穿刺损伤出现左侧气胸，在监测患者生命体征的同时，需立即进行胸部 X 线检查以明确诊断及肺压缩程度。

3. 该患者胸部 X 线片提示小量气胸量，观察生命体征稳定，嘱患者卧床休息，吸氧，并动态观察病情变化，无症状加重，1 周左右复查胸部 X 线片观察气胸是否吸收。

临床情景实例三

患者，男性，62 岁，因"胸闷、右侧胸痛伴有呼吸困难 6 天"入院。行胸部 X 线检查，结果如图 15-2 所示。

1. 分析该患者初步诊断及首选检查。

2. 该患者胸腔穿刺放液 1 000ml 后，出现呼吸急促，咳大量泡沫样痰，气促、呼吸困难加重，双肺听诊满布湿性啰音，心率加快。该患者出现此种情况，最可能的原因是什么？请予以后续处理。

临床思维分析：

1. 该患者胸部 X 线片提示右侧大量胸腔积液，为明确病因诊断首选胸腔穿刺和胸腔积液化验。

2. 该患者抽液后出现呼吸困难等症状多为复张性肺水肿表现，需立即处理。处理措施如下：停止操作，半卧位，给予吸氧、心电监护，建立静脉通道，限制入量，利尿。可予呋塞米 20mg 静脉注射，必要时地塞米松 5mg 静脉注射，并向患者家属交代病情，密切关注血压、心率、脉搏等。

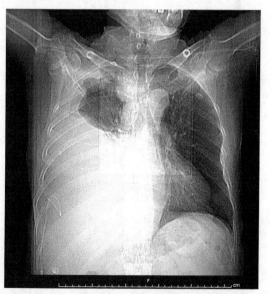

图 15-2　胸部 X 线片

临床情景实例四

患者，男性，42 岁。因"左侧胸痛 2 天"入院。经查体和 B 超检查发现左侧中等量胸腔积液，从超声定位点行胸腔穿刺术,抽液发现穿刺液越来越红,患者面色苍白,血压下降。

临床思维分析:该患者穿刺液呈血性,考虑出现血胸可能,应停止操作,卧床,立即予以吸氧、心电监护,建立静脉通道,输液补液,查血常规,胸腔闭式引流术,注意血压、出血量、尿量,必要时输血,或开胸探查止血。

临床情景实例五

患者,男性,73 岁,因“脑出血”入住神经内科。既往有结核性胸膜炎病史。现右侧肢体不能活动,住院第 6 天诉呼吸困难,叩诊右侧肩胛中线第 7 肋以下为浊音,听诊呼吸音消失。请予以相应处理,协助诊断和治疗。

临床思维分析:该患者因脑出血出现右侧肢体偏瘫,无法自主活动,结合体格检查考虑有右侧胸腔积液,建议行床边超声胸腔积液定位,半卧位行右侧胸腔穿刺,或超声引导行胸腔穿刺术。胸腔积液送检常规、生化、抗酸染色、结核培养、胸腔积液细胞学检查。

(撰写人:刘春艳　李开艳　审阅人:熊盛道)

第16章 腹腔穿刺术

第一节 中文教学大纲

一、目的和要求

1. 掌握腹部的体表分区和腹壁结构。
2. 掌握腹腔穿刺术的正确操作过程。

二、学习重点和难点

1. 重点 腹腔穿刺术的操作步骤。
2. 难点 腹腔积液穿刺的适应证及禁忌证。

三、学习内容和要点

1. 腹腔穿刺术的适应证及禁忌证。
2. 腹腔穿刺术的操作前准备。
3. 腹腔穿刺术详细操作流程及操作中注意事项。

四、英语词汇、专业术语

腹腔穿刺术 abdominocentesis
腹腔积液 ascites

五、参考资料

[1] 万学红,卢雪峰.诊断学[M].9 版.北京:人民卫生出版社,2018.
[2] 钱家鸣.消化内科学[M].2 版.北京:人民卫生出版社,2014.
[3] 陈旻湖.消化病学[M].北京:人民卫生出版社,2019.

六、思考题

1. 腹腔穿刺术的适应证有哪些？
2. 腹腔穿刺术的禁忌证有哪些？
3. 腹腔穿刺术操作前需准备的材料包括哪些？
4. 腹腔穿刺术常用的穿刺点包括哪些部位？
5. 操作者进行穿刺时的操作步骤有哪些？
6. 腹腔穿刺术常见不良反应有哪些？如何预防？

第二节　英文教学大纲

I. Learning objectives and requirements

1. Master the abdominal surface partition and abdominal wall structure.
2. Grasp the correct operation process of abdominocentesis.

II. Key points and difficulties in learning

1. Key points　Procedures of abdominocentesis.
2. Difficulties　Indications and contraindications of abdominocentesis.

III. Contents and main points of learning

1. The indications and contraindications of abdominocentesis.
2. Preoperative preparation of abdominal puncture.
3. The detailed operation process and precautions of abdominocentesis.

视频 16-1　腹腔穿刺术操作流程

第三节　操　作　流　程

一、临床场景

患者赵某，男性，37 岁。因"发热 1 个月，腹痛、腹胀 1 周"入院。既往：体健，无结核、肝炎等传染病史。外院腹部 B 超提示右下腹 15cm×11cm 液性暗区。

二、用物准备

干净明亮、顾及隐私性的房间，清洁的检查床；无菌腹腔穿刺包；常规消毒治疗盘一套（碘伏、胶布、局部麻醉药、无菌手套);其他相关物品:皮尺、腹带、腹腔积液容器等。

三、标准操作流程

1. 医生自我介绍,核对患者姓名、床号。

"您好,我是 ×× 医生,现在由我来给您做检查。"

2. 简单询问病史,确定需要对患者腹部进行腹腔穿刺术。

"根据您的情况需要对您做腹腔积液的穿刺送检,检查一下您的腹腔积液的性质,便于我们对您的病因做出正确的诊断,可以接受吗?"

3. 签署知情同意书。完善术前检查(血常规、凝血功能,必要时查肝肾功能、心电图)。

4. 选择光线好、明亮的房间,注意保护患者隐私及保暖;嘱患者排空尿液,腹腔胀气明显者服用泻药或清洁灌肠。

5. 准备腹腔穿刺术操作所需的材料。

(1)一次性腹腔穿刺包:需包括穿刺针(针尾连接 8 号或 9 号针头)1 个、纱布若干、无菌洞巾、托盘 1 个、消毒碗 1 个、5ml 及 50ml 注射器各一个、引流袋 1 个、无菌试管数支、棉球数个、镊子 1 把、止血钳 2 把。

(2)常规消毒治疗盘 1 套:碘伏、胶布、局部麻醉药(2% 利多卡因 10ml)、无菌手套 2 副。

(3)其他物品:血压计、软尺、记号笔、多头腹带、腹腔积液容器及培养瓶等。

6. 操作者准备

(1)洗手、消毒,按七步洗手法清洗双手。

(2)穿刺前测量体重、腹围、脉搏、血压。

(3)帮助患者摆好体位,取仰卧位,嘱患者解开上衣,松开腰带,充分暴露腹部。

7. 医生站在患者侧方,开始进行腹腔穿刺操作。

(1)查体:行术前腹部体格检查,叩诊移动性浊音。

(2)选择穿刺点:根据叩诊浊音最明显区域和超声探查结果决定穿刺点,一般选取左下腹脐与左髂前上棘连线中外 1/3 交点处,或脐与耻骨联合中点上 1cm 偏左或偏右 1~1.5cm 处;局部皮肤需完好,需避开手术瘢痕,用记号笔进行标记。

(3)消毒:穿刺部位常规消毒,消毒 3 次,以穿刺点为中心由内至外消毒,消毒范围直径 15cm,后一次的消毒范围不要超过前一次;戴无菌手套,检查无菌穿刺包内器物,铺消毒洞巾。

(4)麻醉:助手准备好 2% 利多卡因,双人核对,用 5ml 注射器抽取适量,在拟定穿刺部位自皮肤至腹膜壁层逐层浸润麻醉。

(5)穿刺:关闭穿刺点阀门,医生左手固定穿刺处皮肤,右手持针经麻醉点逐步刺入腹壁,待感到针尖突破感后,即可抽取腹腔积液。连接 50ml 注射器,开放阀门,请助手抽取适量标本送检。连接放液器,抽取腹腔积液放液。抽液时注意固定针头。放液结束后关闭阀门,拔出穿刺针,常规消毒,盖上无菌纱布,胶带固定。

8. 术后处理:术后测量血压、脉搏、腹围,询问患者感受。

"检查完了,谢谢您的配合,感觉还好吗?您可以躺在床上好好休息一下。请保持穿刺部位敷料的干燥与清洁,有任何不适请随时告诉我们。"

9. 完成检查,标本送检,分类整理器械,再次清洁双手,书写相关记录。

第四节　评分标准

项目	项目总分	操作要求	评分等级及分值				实际得分
			A	B	C	D	
仪表	3	穿工作衣,穿戴整齐(口罩、帽子)	3	2	1	0	
操作前准备	18	医生自我介绍,核对患者姓名、床号,简单询问病史	3	2	1	0	
		选择光线好、明亮的房间,注意保护隐私	3	2	1	0	
		签署知情同意书,向患者交代操作前注意事项	5	3	1	0	
		准备材料	7	5	3	0	
操作过程	68	操作者准备:洗手,测量,体位准备	8	5	3	0	
		腹部体格检查,叩诊移动性浊音	6	4	2	0	
		选择合适的穿刺点	6	4	2	0	
		穿刺部位皮肤消毒	6	4	2	0	
		戴无菌手套、铺巾	6	4	2	0	
		麻醉(注意回抽),逐层浸润	9	6	3	0	
		穿刺,抽放腹腔积液	15	10	5	0	
		消毒、包扎	6	4	2	0	
		标本的处理	6	4	2	0	
操作后	6	了解患者有无不适,简短交流	3	2	1	0	
		完成检查,整理器械、清洁双手、做相关记录	3	2	1	0	
操作质量	5	准确描述大量腹腔积液穿刺时的进针手法	5	3	1	0	
总计	100						

第五节　临床情景实例与临床思维分析题目

临床情景实例一

患者,男性,49 岁,因"近半年来自觉腹胀不适"就诊,腹部逐渐膨隆。既往有慢性乙型肝炎病史,外院 B 超提示大量腹腔积液,并进行腹腔穿刺术抽取腹腔积液约 1 000ml。2 天前患者突发腹部疼痛,以左下腹为主,伴有发热。体格检查提示左下腹压痛(+),反跳痛(+),其余部位无压痛、反跳痛。为进一步明确病因并诊治,需如何处理。

临床思维分析:并发急性腹膜炎的腹腔穿刺点的选择。

参考答案:进行腹腔穿刺术时,穿刺部位处皮肤有破损应尽量避开,患者在院外抽取腹腔积液,后出现左下腹压痛(+),反跳痛(+),提示穿刺并发急性腹膜炎可能,因此应避开左下腹穿刺点,可选择脐与耻骨联合连线中点上方 1cm、偏左或偏右 1.5cm 处,或脐水平线与腋前线或腋中线的延长线相交处等。

临床情景实例二

患者,女性,58 岁,因 "发现乙肝 5 年,乏力、纳差 3 个月,加重伴发热、腹痛 3 天" 入院。近期每日尿量减少,每天约 500ml。入院完善体格检查:腹部明显膨隆,中下腹压痛(+),反跳痛(+),移动性浊音阳性,肠鸣音减弱。患者自诉腹胀明显,遂行腹腔穿刺术,放出腹腔积液约 4 000ml,患者当时诉腹胀腹痛明显好转,但穿刺术后 6h,患者出现意识模糊,胡言乱语,不自主运动,大小便失禁。请明确诊断并做进一步相应处理。

临床思维分析:腹腔穿刺大量放腹腔积液后的严重并发症肝性脑病,以及自发性腹膜炎的处理。

参考答案:腹腔穿刺大量放腹腔积液后,可出现严重并发症肝性脑病,应按照肝性脑病处理原则,去除诱因,维持水电解质及酸碱平衡。患者同时合并自发性腹膜炎,应根据细菌培养结果酌情使用敏感抗生素。

临床情景实例三

患者,男性,17 岁,因 "车祸多发伤后 1h" 入院。入院体格检查:血压 78/45mmHg,心率 155 次 /min,呼吸 38 次 /min,神志模糊,口唇黏膜苍白,皮肤湿冷。腹肌稍紧张,肝脾触诊不清,腹部移动性浊音阳性。请为其行必要的操作并明确诊断。

临床思维分析:腹腔内脏器大出血并发低血压休克患者的诊断性腹腔穿刺术的处理。

参考答案:患者有明确车祸外伤史,入院体格检查提示低血压休克,考虑腹腔内脏器大出血可能,为明确诊断,可进行诊断性腹腔穿刺术,若抽出不凝固的暗红色血液时,即可做出诊断,并进行急诊处理。

临床情景实例四

患者,女性,29 岁,因 "发热、腹痛、腹胀不适 1 周" 入院。既往有慢性乙型肝炎携带病史,有青霉素、磺胺等药物过敏史,5 年前诊断有过敏性鼻炎病史,外院 B 超提示大量腹腔积液。入院查体听诊肠鸣音减弱至消失。完善相关检查,腹部 X 线片显示肠胀气明显,PPD 试验强阳性。请陈述如何明确患者腹腔积液性质。

患者行腹腔穿刺术时突发全身皮疹、瘙痒、心悸、冷汗等情况,测量血压示 70/40mmHg,请予以急诊处理。

临床思维分析:肝硬化自发性腹膜炎和结核性腹膜炎的鉴别方法;腹腔穿刺术麻醉药物过敏的处理。

参考答案:

1. 患者既往有乙型肝炎病史,因 "发热、腹痛、腹胀不适 1 周" 入院,外院 B 超提示大量腹腔积液,入院查 PPD 为强阳性,腹腔积液的原因需在肝硬化自发性腹膜炎及结核性腹膜炎等常见病因中进行鉴别,因此对腹腔积液的送检重点内容有所选择,结核性腹腔积液需完善抗酸杆菌检查、结核菌培养、结核抗体等检查,自发性腹膜炎需完善细菌培养 + 药敏试验等检查。

2. 患者既往有多种药物过敏史,以及过敏性鼻炎病史,可能存在高敏体质,当患者出现上述症状时,需考虑麻醉意外,应立即停止操作,予吸氧、心电监护、建立静脉通道充分补液、静脉注射肾上腺素等抢救措施。

(撰写人:韦旺　审阅人:肖芳　周琦)

第17章　骨髓穿刺术

第一节　中文教学大纲

一、目的和要求

1. 明确骨髓穿刺的适应证及禁忌证。
2. 熟练掌握骨髓穿刺的方法、步骤及技术要求。
3. 掌握骨髓穿刺的注意事项。

二、学习重点和难点

1. 重点　熟练掌握骨髓穿刺的方法、步骤及技术要求。

2. 难点　骨髓穿刺的部位选择及穿刺技术要点；骨髓穿刺时抽髓、涂片的要点。

三、学习内容和要点

1. 骨髓穿刺的适应证及禁忌证。

【适应证】

(1) 外周血细胞数量和质量异常者：如原因不明的和/或难以诊断的贫血，白细胞减少，粒细胞减少、缺乏，白血病，血小板减少，脾功能亢进，骨髓瘤，淋巴瘤，类白血病反应和类脂质代谢紊乱病等。

(2) 原因不明的肝肿大、脾肿大、淋巴结肿大、发热、骨质破坏、骨痛、胸腔积液、蛋白尿及肾脏受损（年龄较大者）、心包积液、女性阴道出血、月经周期紊乱、男性阴茎异常勃起等症状（应警惕白血病细胞浸润）。

(3) 需治疗观察或其他检查：白血病治疗观察、骨髓细胞流式免疫学分型、遗传学检查以及骨髓细胞培养等。

(4) 恶性肿瘤呈骨髓转移、结缔组织病、寄生虫病等。

(5) 造血干细胞移植供者采集骨髓干细胞。

【禁忌证】

(1) 血友病及有严重凝血功能障碍者，当骨髓检查并非唯一确诊手段时，不宜进行此种检查，以免引起局部严重迟发性出血。

(2)骨髓穿刺局部皮肤有感染。

2.骨髓穿刺的方法、步骤及技术要求。

【操作前准备】

(1)医生自我介绍,核对患者姓名、床号。

(2)医患沟通:简单询问病史,向患者说明目的意义及注意事项,签知情同意书,嘱患者排尿。

(3)器械准备:骨髓穿刺包、治疗盘(消毒剂、纱布、棉签、胶布、局部麻醉药 2% 利多卡因)、5ml 和 20ml 注射器各 1 个、帽子、口罩、无菌手套(2 副)、载玻片 10 张、推玻片 1 张,抗凝玻璃试管。

【操作过程及技术要求】

(1)术者洗手,戴口罩、帽子。

(2)选取合适的体位,确定穿刺点:取仰卧位,髂前上棘穿刺点(髂前上棘后 1~2cm 髂嵴上骨平台处;此处骨面平坦,易于固定,操作方便安全)用龙胆紫在穿刺点皮肤上做标记。穿刺点选择:①髂前上棘穿刺点位于髂前上棘后 1~2cm;②髂后上棘穿刺点位于骶椎两侧、臀部上方突出的部位;③胸骨:位于胸骨柄或胸骨体(相当于第 1、2 肋间隙);④腰椎棘突穿刺点位于腰椎棘突突出处(用龙胆紫在穿刺点皮肤上做标记)。

(3)消毒:由内向外同心圆方式消毒皮肤,直径约 15cm,消毒 3 遍。

(4)戴无菌手套、铺巾:戴无菌手套,打开骨髓穿刺包,检查器械,铺消毒洞巾、固定。

(5)麻醉范围及方法:检查麻醉药。2% 利多卡因局部麻醉,回抽无血后方可注射麻醉药,再逐层进针,直至骨膜,在骨膜上做"品"字形多点麻醉使其浸润充分,退针并估算进针深度。

(6)穿刺:将穿刺针固定器固定在适当长度上(1~1.5cm,肥胖者可适当放长,胸骨柄穿刺约 1.0cm),以左手拇指、示指固定穿刺部位皮肤,右手掌心顶住穿刺针底座,持针于骨面垂直刺入(胸骨穿刺,穿刺针与骨面呈 30°~40° 角斜行刺入)。当穿刺针接触到骨质后则左右旋转,缓缓钻刺骨质,当感到阻力消失、且穿刺针已固定在骨内(直立不倒)时,表示已进入骨髓腔(如穿刺针不能固定则应再进入少许)。

(7)抽髓、涂片:用干燥无菌的 20ml 注射器,将内栓退出 1cm 留少许空气。拔出针芯,接上注射器,用适当力度缓慢抽吸,可见少量红色骨髓液进入注射器内,骨髓液抽吸量以 0.1~0.2ml 为宜,迅速取下注射器,将骨髓液推于玻片上,由助手迅速制作涂片 10 张,推片与玻片的角度呈 30°~45°,推出的片膜具有头、体、尾形状,较好的推片呈一楔形或舌形。再抽取 5~10ml 骨髓液至抗凝试管中行流式免疫分型等其他检查。

(8)拔针:抽吸完毕,插入针芯,左手取无菌纱布置于针孔处,右手轻微转动拔出穿刺针,局部按压 5~10min 后(具体时间根据出血情况而定),如无出血现象再用棉签蘸碘伏消毒后,覆盖无菌纱布,胶布加压固定。

【操作后】

(1)询问患者有无不适,检查生命体征。

(2)如无异常送患者回病房,继续观察,交代其卧床休息,嘱 3 天内保持穿刺部位干燥。

(3)整理物品,送检标本,做好穿刺记录。

3.骨髓穿刺的注意事项。

(1)避免剧烈运动。

(2)血小板减少者局部按压时间至少 20~30min,观察穿刺部位有无出血。

(3)穿刺后局部纱布包扎处,保持干燥,如有血液或汗液浸湿,要及时更换。

(4)穿刺后 3 天内禁止沐浴,以免污染创口。

四、英语词汇、专业术语

骨髓穿刺 bone marrow puncture

骨髓活检 bone marrow biopsy

五、参考资料

[1] 姜保国,陈红.中国医学生临床技能操作指南[M].3 版.北京:人民卫生出版社,2020.
[2] 万学红,卢雪峰.诊断学[M].9 版.北京:人民卫生出版社,2018.

六、思考题

1. 骨髓穿刺的适应证及禁忌证是什么?
2. 骨髓穿刺的步骤及技术要求是什么?
3. 骨髓穿刺检查常用的部位有哪些?

第二节　英文教学大纲

I. Learning objectives and requirements

1. Master the indication and contraindication of bone marrow puncture.
2. Be familiar with the methods, procedures and technical requirements of bone marrow puncture.
3. Master the precautions of bone marrow puncture.

II. Key points and difficulties in learning

1. Key points　Master the methods, steps and technical requirements of bone marrow puncture.
2. Difficulties　The site selection of bone marrow puncture and the key points of puncture technology; The key points of marrow aspiration and smear in bone marrow puncture.

III. Contents and main points of learning

1. Indications and contraindications of bone marrow puncture.
2. Methods, procedures and technical requirements of bone marrow puncture.
3. Precautions of bone marrow puncture.

视频 17-1　骨髓穿刺术操作流程

第三节　操　作　流　程

一、临床场景

　　患者范某,25 岁,男性,因"发热 3 天,鼻出血 1 天"入院,查体发现,皮肤多处散在出血点,颈淋巴结肿大,胸骨叩痛,查血常规:白细胞增高,血小板下降。需行骨髓细胞学等检测。

二、用物准备

骨髓穿刺包、治疗盘(消毒剂、纱布、棉签、胶布、局部麻醉药 2% 利多卡因)、5ml 和 20ml 注射器各 1 个、帽子、口罩、无菌手套(2 副)、载玻片 10 张、推玻片 1 张,抗凝玻璃试管。

三、标准操作流程

1. 医生自我介绍,核对患者姓名、床号。

"您好,我是 ×× 医生,你是叫赵 ××,25 岁,×× 床吗? 我来核对一下您的住院号,谢谢! "

2. 简单询问病史,向患者说明目的意义及注意事项,签知情同意书,嘱患者排尿。

"根据您的情况,目前发热伴鼻出血,血象异常,需要了解有无血液系统疾病,做一个骨髓穿刺检查,检查一下您的骨髓有没有异常。我刚刚看了您的病历,目前您不存在骨髓穿刺的禁忌证。骨髓穿刺检查是一个比较常见并且相对安全的检查,请不要太紧张,待会儿需要您平卧,腿伸直,便于穿刺。有不舒服您可以随时告诉我。穿刺过程中您不要动,以防出现危险,做完后避免剧烈活动。可以接受吗? 如果您清楚了,请再看下这个骨髓穿刺的知情同意书,有什么不明白的地方随时问我,同意的话请签字。签完字请您上个厕所,排空大小便,在病床上等我。我去准备物品后就来。"

3. 器械准备:骨髓穿刺包、治疗盘(消毒剂、纱布、棉签、胶布、局部麻醉药 2% 利多卡因)、5ml 和 20ml 注射器各 1 个、帽子、口罩、无菌手套(2 副)、载玻片 10 张、推玻片 1 张,抗凝玻璃试管。

4. 术者洗手,戴口罩、帽子。(可口述)

5. 选取合适的体位,确定穿刺点:取仰卧位,髂前上棘穿刺点(髂前上棘后 1~2cm 髂嵴上骨平台处;此处骨面平坦,易于固定,操作方便安全)、用龙胆紫在穿刺点皮肤上做标记。常见穿刺点选择:①髂前上棘穿刺点位于髂前上棘后 1~2cm;②髂后上棘穿刺点位于骶椎两侧、臀部上方突出的部位。

6. 消毒、戴无菌手套、铺巾:由内向外同心圆方式消毒皮肤,直径约 15cm,消毒 3 遍;戴无菌手套,打开骨髓穿刺包,检查器械,铺消毒洞巾、固定穿刺点皮肤。

7. 麻醉范围及方法:检查麻醉药。2% 利多卡因局部麻醉,回抽无血后方可注射麻醉药,再逐层进针,直至骨膜,在骨膜上做"品"字形多点麻醉使其浸润充分,退针并估算进针深度。

8. 穿刺:将穿刺针固定器固定在适当长度上(1~1.5cm,肥胖者可适当放长),以左手拇指、示指固定穿刺部位皮肤,右手掌心顶住穿刺针底座,持针于骨面垂直刺入。当穿刺针接触到骨质后则左右旋转,缓缓钻刺骨质,当感到阻力消失、且穿刺针已固定在骨内(直立不倒)时,表示已进入骨髓腔(如穿刺针不能固定则应再进入少许)。

"有不舒服您随时都可以告诉我,但注意不要随意改变体位。"

9. 抽髓、涂片:用干燥无菌的 20ml 注射器,将内栓退出 1cm 留少许空气。拔出针芯,接上注射器,用适当力度缓慢抽吸,可见少量红色骨髓液进入注射器内,骨髓液抽吸量以 0.1~0.2ml 为宜,迅速取下注射器,将骨髓液推于玻片上,由助手迅速制作涂片 10 张,推片与玻片的角度呈 30°~45°,推出的片膜具有头、体、尾形状,较好的推片呈一楔形或舌形。再抽取 5~10ml 骨髓液至抗凝试管中行流式免疫分型等其他检查。

10. 拔针:抽吸完毕,插入针芯,左手取无菌纱布置于针孔处,右手轻微转动拔出穿刺针,局部按压至少 20~30min 后(具体时间根据出血情况而定),如无出血现象再用棉签蘸碘伏消毒后,覆盖无菌纱布,胶布加压固定。

11. 询问患者有无不适,检查生命体征;如无异常送患者回病房,继续观察,交代其卧床休息,嘱 3 天内保持穿刺部位干燥。

"骨髓穿刺术结束了,谢谢您的配合,感觉还好吗? 有不舒服请随时告诉我。避免剧烈活动,保持伤口干燥 3 天。您可以回病房好好休息了。"

12. 整理物品,送检标本,做好穿刺记录。

第四节　评 分 标 准

项目	项目总分	操作要求	评分等级及分值				实际得分
			A	B	C	D	
仪表	3	仪表端庄、穿戴整齐	3	2	1	0	
操作前准备	13	医生自我介绍，核对患者姓名、床号	3	2	1	0	
		医患沟通：简单询问病史，向患者说明目的意义及注意事项，签知情同意书，嘱患者排尿	5	3	1	0	
		器械准备：骨髓穿刺包、治疗盘（消毒剂、纱布、棉签、胶布、局部麻醉药 2% 利多卡因）、5ml 和 20ml 注射器各 1 个、帽子、口罩、无菌手套（2 副）、载玻片 10 张、推玻片 1 张、抗凝玻璃试管	5	3	1	0	
操作过程	69	术者洗手，戴口罩、帽子	5	3	1	0	
		选取合适的体位，确定穿刺点：取仰卧位，髂前上棘穿刺点（髂前上棘后 1~2cm 髂嵴上骨平台处；此处骨面平坦，易于固定，操作方便安全）、穿刺点用龙胆紫在皮肤上做标记。穿刺点选择：①髂前上棘穿刺点位于髂前上棘后 1~2cm；②髂后上棘穿刺点位于骶椎两侧、臀部上方突出的部位；③胸骨：位于胸骨柄或胸骨体（相当于第 1、2 肋间隙）；④腰椎棘突穿刺点位于腰椎棘突突出处（用龙胆紫在穿刺点皮肤上做标记）	6	4	2	0	
		消毒：由内向外同心圆方式消毒皮肤，直径约 15cm，消毒 3 遍	5	3	1	0	
		戴无菌手套、铺巾：戴无菌手套，打开骨髓穿刺包，检查器械，铺消毒洞巾、固定	5	3	1	0	
		麻醉范围及方法：检查麻醉药。2% 利多卡因局部麻醉，回抽无血后方可注射麻醉药，再逐层进针，直至骨膜，在骨膜上做"品"字形多点麻醉使其浸润充分，退针并估算进针深度	10	6	3	0	
		穿刺：将穿刺针固定器固定在适当长度上（1~1.5cm，肥胖者可适当放长，胸骨柄穿刺约 1.0cm），以左手拇指、示指固定穿刺部位皮肤，右手掌心顶住穿刺针底座，持针于骨面垂直刺入（胸骨穿刺，穿刺针与骨面呈 30°~40° 角斜行刺入）。当穿刺针接触到骨质后则左右旋转，缓缓钻刺骨质，当感到阻力消失、且穿刺针已固定在骨内（直立不倒）时，表示已进入骨髓腔（如穿刺针不能固定则应再进入少许）	15	10	5	0	
		抽髓、涂片：用干燥无菌的 20ml 注射器，将内栓退出 1cm 留少许空气。拔出针芯，接上注射器，用适当力度缓慢抽吸，可见少量红色骨髓液进入注射器内，骨髓液抽吸量以 0.1~0.2ml 为宜，迅速取下注射器，将骨髓液推于玻片上，由助手迅速制作涂片 10 张，推片与玻片的角度呈 30°~45°，推出的片膜具有头、体、尾形状，较好的推片呈一楔形或舌形。再抽取 5~10ml 骨髓液至抗凝试管中行流式免疫分型等其他检查	15	10	5	0	

续表

项目	项目 总分	操作要求	评分等级及分值				实际得分
			A	B	C	D	
操作 过程		拔针:抽吸完毕,插入针芯,左手取无菌纱布置于针孔处,右手轻微转动拔出穿刺针,局部按压数分钟后(具体时间根据出血情况而定),如无出血现象再用棉签蘸碘伏消毒后,覆盖无菌纱布,胶布加压固定	8	6	4	0	
操作后	9	1. 询问患者有无不适,检查生命体征	3	2	1	0	
		2. 如无异常送患者回病房,继续观察,交代其卧床休息,嘱 3 天内保持穿刺部位干燥	3	2	1	0	
		3. 整理物品,送检标本,做好穿刺记录	3	2	1	0	
操作 质量	6	操作的无菌观念,过程的流畅准确程度,进行骨髓相关检验协助诊断	6	4	2	0	
总计	100						

第五节　临床情景实例与临床思维分析题目

临床情景实例一

患者,女性,62 岁,因"腹胀伴乏力半年"入院,查体:腹膨隆,脾平脐,质地较硬,血常规示,WBC:29×10^9/L,Hb 61g/L,PLT 40×10^9/L,患者行骨髓穿刺术时未抽出骨髓。

临床思维分析:患者行骨髓穿刺术时未抽出骨髓,请分析可能的原因及处理。

参考答案:干抽出现的原因:穿刺部位不佳,未达到骨髓腔;针管被皮下组织或者骨块阻塞;某些疾病可能出现干抽,如骨髓纤维化、骨髓有核细胞过度增生(如慢性髓细胞性白血病等)、某些骨髓衰竭性疾病等。

骨髓穿刺时如因组织块堵塞针尖孔而抽不出骨髓液,重新插入针芯,稍加旋转或再进针少许,或退出少许,拔出针芯再抽吸。若仍吸不出骨髓成分或少许稀薄血液,则为干抽,需要更换部位再穿,或者做骨髓活检。

临床情景实例二

患者,男性,40 岁,因"乏力 3 个月"入院,查体:贫血貌,血常规:WBC:2×10^9/L,Hb 69g/L,PLT 15×10^9/L,医生在行骨髓穿刺检查涂片时,发现抽取骨髓液较多可能有外周血稀释时,该如何处理?

临床思维分析:发现抽取骨髓液较多可能有外周血稀释时,该如何处理? 如何避免此种情况发生?

参考答案:如果发现骨髓液较多可能有外周血稀释时,为尽量减少稀释,①将骨髓液迅速滴于倾斜载玻片上方,任其稀释的血液下流,用上方留下的骨髓液制片;②将骨髓液迅速滴于水平放置的载玻片上,迅速将注射器回吸过多稀释的血液,再用剩余的骨髓液制片。

医生为了避免抽稀,在操作中,用干燥无菌的 20ml 注射器,将内栓退出 1cm 留少许空气。拔出针芯,接上注射器,用适当力度缓慢抽吸,可见少量红色骨髓液进入注射器内,骨髓液抽吸量以 0.1~0.2ml 为宜,迅速取下注射器,将骨髓液推于玻片上。

临床情景实例三

患者,女性,1 岁 3 个月,因"呕血、黑便 2 天"入院。家长诉近几个月学习行走期间摔伤后膝部肿胀。

需完善哪些相关检查后再行骨髓检查。

　　临床思维分析：该患儿需完善哪些相关检查后再行骨髓检查。

　　参考答案：需完善血常规及凝血功能检查后再行骨髓检查。

　　骨髓穿刺禁忌证：①血友病及有严重凝血功能障碍者，当骨髓检查并非唯一确诊手段时，不宜进行此种检查，以免引起局部严重迟发性出血；②骨髓穿刺局部皮肤有感染。

临床情景实例四

　　患者，女性，44 岁，因"发热伴牙龈出血 8 天"入院。血常规示 WBC：0.9×10^9/L，Hb 79g/L，PLT 11×10^9/L，凝血功能正常，在外院行髂前上棘及髂后上棘骨髓穿刺报告均为增生重度减低，下一步还可以在什么部位进行穿刺？

　　临床思维分析：下一步还可以在什么部位进行穿刺？

　　参考答案：胸骨穿刺：患者仰卧，操作者摸清患者的胸骨柄或胸骨体（相当于第 1、2 肋间隙）相接处为穿刺点；将穿刺针固定器固定在约 1.0cm，以左手拇指、示指固定穿刺部位皮肤，右手掌心顶住穿刺针底座，穿刺针与骨面呈 40°~45° 角斜行刺入 0.8~1cm。当穿刺针接触到骨质后则左右旋转，缓缓钻刺骨质，若已进入骨髓腔，用适当力度缓慢抽吸 0.2ml 做骨髓液涂片。

临床情景实例五

　　患者，男性，69 岁，因"乏力伴皮肤瘀斑 8 天"入院。血常规示 WBC：19×10^9/L，Hb 73g/L，PLT 40×10^9/L，患者在行骨髓穿刺时，因骨质较硬，穿刺针折断在骨内。

　　临床思维分析：患者在行骨髓穿刺时，因骨质较硬，穿刺针折断在骨内，请分析原因及下一步该怎么办？

　　参考答案：穿刺针被折断在骨内，常由于穿刺针针头进入骨质后操作者摆动过大；或在穿刺过程中，由于骨质坚硬而难以达到骨髓腔时，强行进针所致，为了防止穿刺针被折断，穿刺针针头进入骨质后摆动不要过大；穿刺过程中，如果感到骨质坚硬而难以达到骨髓腔时，不可强行进针。若穿刺针被折断在骨内，可请外科处理。

（撰写人：周匡果　审阅人：洪振亚）

第18章 腰椎穿刺术

第一节 中文教学大纲

一、目的和要求

1. 明确腰椎穿刺的适应证及禁忌证。
2. 熟练掌握腰椎穿刺的方法、步骤及技术要求。
3. 掌握腰椎穿刺的注意事项。

二、学习重点和难点

1. 重点 熟练掌握腰椎穿刺的方法、步骤及技术要求。
2. 难点 腰椎穿刺的部位选择及穿刺技术要点；腰椎穿刺后注意事项。

三、学习内容和要点

1. 腰椎穿刺的适应证及禁忌证。

【适应证】

（1）腰椎穿刺术常用于检查脑脊液的性质，对诊断颅内感染、脑膜炎、脑炎、脑血管病变、肿瘤的中枢神经系统侵犯等疾病有重要意义。

（2）用于鞘内注射药物。

（3）测定颅内压力和了解蛛网膜下腔是否阻塞等。

【禁忌证】

（1）可疑颅内高压、脑疝。

（2）可疑颅内占位病变。

（3）休克等危重患者。

（4）穿刺部位有炎症。

2. 腰椎穿刺的方法、步骤及技术要求。

【操作前准备】

（1）医生自我介绍，核对患者姓名、床号。

(2)医患沟通:简单询问病史,向患者说明腰椎穿刺的目的意义及注意事项,签知情同意书,嘱患者排尿。

(3)准备用品:腰椎穿刺包、手套、闭式测压表或玻璃测压管、治疗盘(碘酒、乙醇、棉签、胶布、局部麻醉药 2% 利多卡因)、培养基(需做培养者准备)、5ml 注射器。

【操作过程及技术要求】

(1)操作前准备:术者洗手,戴口罩、帽子。

(2)体位:患者取侧卧位,头向前部弯曲,两手抱膝紧贴腹部,使躯干呈弓形,或由助手立于术者对面,用一手搂住患者头部,另一只手搂住双下肢腘窝处并用力抱紧,使脊柱尽量向后突。

(3)确定穿刺点:以髂嵴最高点连线与后正中线交会处为穿刺点,相当于第 3、4 腰椎间隙,也可在上一个或下一个腰椎间隙进行。

(4)消毒:由内向外同心圆方式消毒皮肤,消毒 3 遍;直径约 15cm。戴无菌手套、铺巾:戴无菌手套,打开腰椎穿刺包,检查器械,铺消毒洞巾、固定。

(5)麻醉范围及方法:2% 利多卡因局部麻醉,回抽无血后方可注射麻醉药,再逐层进针,从皮肤至腰椎间韧带做局部浸润麻醉,退针并估算进针深度。

(6)穿刺:术者以左手拇指、示指固定穿刺处皮肤,右手持穿刺针垂直背部方向或针尖稍斜向头部、针体偏向臀部,缓慢刺入,当针头穿过韧带与硬脊膜时,可感到阻力突然消失的落空感,针尖已到达蛛网膜下腔,成人进针深度 4~6cm,儿童则为 3~4cm。将针芯缓慢拔出(以防脑脊液迅速流出,造成脑疝),即可见无色透明脑脊液流出。注意进针方向,与床面平行,针头偏向头部,注意与患者交流和突破感。

(7)测颅内压、收集脑脊液:拔出针芯(慢),可见脑脊液滴出,(不要拔除针芯,准备好三通管后,再拔除针芯)接测压管,让患者双腿慢慢伸直,记录脑脊液压力。缓慢放液,收集脑脊液,送化验检查。亦可用计数脑脊液滴数的方法估计压力(正常侧卧位脑脊液压力为 80~180mmH$_2$O 或 40~50 滴 /min,随呼吸波动在 10mmH$_2$O 之内;儿童压力为 40~100mmH$_2$O)。

(8)拔针:关闭三通管后再插入针芯拔出穿刺针。穿刺点消毒,敷以消毒纱布并用胶布固定。

【操作后】

(1)了解患者有无不适,检查生命体征。

(2)术后去枕头平卧 6h,适当多饮水预防腰椎穿刺后头痛,避免剧烈活动,防止伤口感染。

(3)整理物品,送检标本,做好穿刺记录。

3. 腰椎穿刺的注意事项。

(1)严格掌握禁忌证:疑有颅内压增高且眼底有视神经盘明显水肿,或有脑疝先兆者;患者处于休克、衰竭或濒危状态;局部皮肤有炎症;颅后窝有占位性病变时,禁忌穿刺。

(2)穿刺时,患者出现呼吸、脉搏、面色异常时,应立即停止操作,并做相应处理。

(3)鞘内注药时,应先放出适量脑脊液,然后以等量液体稀释药物后注入。

四、英语词汇、专业术语

腰椎穿刺 lumbar puncture

脑脊液 cerebrospinal fluid(CSF)

颅内高压 intracranial hypertension

五、参考资料

[1]姜保国,陈红.中国医学生临床技能操作指南[M].3 版.北京:人民卫生出版社,2020.

[2]万学红,卢雪峰.诊断学[M].9 版.北京:人民卫生出版社,2018.

六、思考题

1. 腰椎穿刺的适应证及禁忌证是什么?

2. 腰椎穿刺的步骤及技术要求是什么?

3. 简答腰椎穿刺的注意事项。

第二节 英文教学大纲

I. Learning objectives and requirements

1. Master the indications and contraindications of lumbar puncture.
2. Be familiar with the methods, procedures and technical requirements of lumbar puncture.
3. Master the precautions of lumbar puncture.

II. Key points and difficulties in learning

1. Key points   Master the methods, steps and technical requirements of lumbar puncture.
2. Difficulties   The site selection of lumbar puncture and the key points of puncture technology; Points for attention after lumbar puncture.

III. Contents and main points of learning

1. Indications and contraindications of lumbar puncture.
2. Methods, procedures and technical requirements of lumbar puncture.
3. Precautions for lumbar puncture.

视频 18-1 腰椎穿刺术操作流程

第三节 操 作 流 程

一、临床场景

患者刘某,男性,27 岁。确诊急性髓性早幼粒细胞白血病(AML-M$_3$)2 个月,化疗后骨髓象缓解,需了解有无中枢神经系统白血病。

二、用物准备

腰椎穿刺包、手套、闭式测压表或玻璃测压管、治疗盘(碘酒、乙醇、棉签、胶布、2% 利多卡因局部麻醉药)、培养基(需做培养者准备)、5ml 注射器。

三、标准操作流程

1. 医生自我介绍,核对患者姓名、床号。
"您好,我是 ×× 医生,您是叫 ××,×× 岁,×× 床吗? 我来核对一下您的住院号,谢谢!"
2. 简单询问病史,向患者说明目的意义及注意事项,签知情同意书,嘱患者排尿。

"根据您的情况,目前白血病化疗后骨髓缓解,需要了解有无中枢神经系统白血病,做一个腰椎穿刺检查,检查一下您的脑脊液有没有异常。我刚刚看了您的病例,目前您不存在腰椎穿刺的禁忌证。腰椎穿刺检查是个比较常见并且相对安全的检查,请不要太紧张,待会儿需要您侧卧,弯着腰,低头双手抱膝,躺在床上,腰部尽量后突使椎间隙增大,便于穿刺。有不舒服您随时都可以告诉我。穿刺过程中您不要动,以防出现危险,做完后需要去枕头平卧 6h,适当多饮水预防腰椎穿刺后头痛,避免剧烈活动。可以接受吗?如果您清楚了,请再看下这个腰椎穿刺的知情同意书,有什么不明白的可以问我,同意的话请签字。签完字请您上个厕所,排下大小便,在病床上等我。我去准备物品后就来。"

3. 准备用品:腰椎穿刺包、手套、闭式测压表或玻璃测压管、治疗盘(碘酒、乙醇、棉签、胶布、2% 利多卡因局部麻醉药)、培养基(需做培养者准备)、5ml 注射器。

4. 术者洗手,戴口罩、帽子。(可口述)

5. 体位:患者取侧卧位,头向前部弯曲,两手抱膝紧贴腹部,使躯干呈弓形,或由助手立于术者对面,用一手搂住患者头部,另一只手搂住双下肢腘窝处并用力抱紧,使腰椎尽量向后突。

"我们把床摇平,请您侧卧,低头双手抱膝,躺在床上,腰部尽量后突使椎间隙增大,便于穿刺。有不舒服您随时都可以告诉我,但注意不要动。"

6. 确定穿刺点:以髂嵴最高点连线与后正中线交会处为穿刺点,相当于第 3、4 腰椎间隙,也可在上一个或下一个腰椎间隙进行。

7. 消毒:由内向外同心圆方式消毒皮肤,消毒 3 遍;直径约 15cm。戴无菌手套、铺巾:戴无菌手套,打开腰椎穿刺包,检查器械,铺消毒洞巾、固定。麻醉范围及方法:2% 利多卡因局部麻醉,回抽无血后方可注射麻醉药,再逐层进针,从皮肤至腰椎间韧带做局部浸润麻醉,退针并估算进针深度。

8. 穿刺:术者以左手拇指、示指固定穿刺处皮肤,右手持穿刺针垂直背部方向或针尖稍斜向头部、针体偏向臀部,缓慢刺入,当针头穿过韧带与硬脊膜时,可感到阻力突然消失的落空感,针尖已到达蛛网膜下腔,成人进针深度 4~6cm,儿童则为 3~4cm。将针芯缓慢拔出(以防脑脊液迅速流出,造成脑疝),即可见无色透明脑脊液流出。注意进针方向,与床面平行,针头偏向头部,注意与患者交流和突破感。

"有不舒服您随时都可以告诉我,但注意未经允许请不要动。"

9. 测颅内压、收集脑脊液:拔出针芯(慢),可见脑脊液滴出,(不要拔除针芯,准备好三通管后,再拔除针芯)接测压管,让患者双腿慢慢伸直,记录脑脊液压力。缓慢放液,收集脑脊液,送化验检查。亦可用计数脑脊液滴数的方法估计压力(正常侧卧位脑脊液压力为 80~180mmH$_2$O 或 40~50 滴 /min,随呼吸波动在 10mmH$_2$O 之内;儿童压力为 40~100mmH$_2$O)。

"请您双腿慢慢伸直,你的脑脊液为 ×× 滴 /min,是否正常? 或者脑脊液压力为 ××mmH$_2$O,是否正常?"

10. 拔针:关闭三通管后再插入针芯拔出穿刺针。穿刺点碘酒消毒,敷以消毒纱布并用胶布固定。

11. 了解患者有无不适,检查生命体征。术后去枕头平卧 6h,适当多饮水预防腰椎穿刺后头痛,避免剧烈活动,防止伤口感染。

"腰椎穿刺术结束了,谢谢您的配合,感觉还好吗? (告知检查结果)。腰椎穿刺做完后请去枕平卧 6h,不可抬高头部(可适当转动身体),以防穿刺后反应,如头痛、恶心、眩晕等症状发生。有不舒服请随时告诉我。可以适当多饮水预防腰椎穿刺后头痛,避免剧烈活动,防止伤口感染。"

12. 整理物品,送检标本,做好穿刺记录。

第四节　评 分 标 准

项目	项目总分	操作要求	评分等级及分值				实际得分
			A	B	C	D	
仪表	3	仪表端庄、穿戴整齐	3	2	1	0	

续表

项目	项目总分	操作要求	评分等级及分值 A	B	C	D	实际得分
操作前准备	13	医生自我介绍,核对患者姓名、床号	3	2	1	0	
		医患沟通:简单询问病史,向患者说明目的意义及注意事项,签知情同意书,嘱患者排尿	5	3	1	0	
		准备用品:腰椎穿刺包、手套、闭式测压表或玻璃测压管、治疗盘(碘酒、乙醇、棉签、胶布、2%利多卡因局部麻醉药)、培养基(需做培养者准备)、5ml注射器	5	3	1	0	
操作过程	66	术者洗手、戴口罩、帽子	5	3	1	0	
		体位:患者取侧卧位,头向前部弯曲,两手抱膝紧贴腹部,使躯干呈弓形,或由助手立于术者对面,用一手搂住患者头部,另一只手搂住双下肢腘窝处并用力抱紧,使脊柱尽量向后突	5	3	1	0	
		确定穿刺点:以髂嵴最高点连线与后正中线交会处为穿刺点,相当于第3、4腰椎间隙,也可在上一个或下一个腰椎间隙进行	5	3	1	0	
		消毒:由内向外同心圆方式消毒皮肤,消毒3遍;直径约15cm	5	3	1	0	
		戴无菌手套、铺巾:戴无菌手套,打开腰椎穿刺包,检查器械,铺消毒洞巾、固定	5	3	1	0	
		麻醉范围及方法:2%利多卡因局部麻醉,回抽无血后方可注射麻醉药,再逐层进针,从皮肤至腰椎间韧带做局部浸润麻醉,退针并估算进针深度	8	5	3	0	
		穿刺:术者以左手拇指、示指固定穿刺处皮肤,右手持穿刺针垂直背部方向或针尖稍斜向头部、针体偏向臀部,缓慢刺入,当针头穿过韧带与硬脊膜时,可感到阻力突然消失的落空感,针尖已到达蛛网膜下腔,成人进针深度4~6cm,儿童则为3~4cm。将针芯缓慢拔出(以防脑脊液迅速流出,造成脑疝),即可见无色透明脑脊液流出。注意进针方向,与床面平行,针头偏向头部,注意与患者交流和突破感	15	10	5	0	
		测颅内压、收集脑脊液:拔出针芯(慢),可见脑脊液滴出,(不要拔除针芯,准备好三通管后,再拔除针芯)接测压管,让患者双腿慢慢伸直,记录脑脊液压力。缓慢放液,收集脑脊液,送化验检查。亦可用计数脑脊液滴数的方法估计压力(正常侧卧位脑脊液压力为80~180mmH₂O或40~50滴/min,随呼吸波动在10mmH₂O之内;儿童压力为40~100mmH₂O)	10	6	3	0	
		拔针:关闭三通管后再插入针芯拔出穿刺针。穿刺点消毒,敷以消毒纱布并用胶布固定	8	4	2	0	
操作后	12	了解患者有无不适,检查生命体征	3	2	1	0	
		术后去枕头平卧6h,适当多饮水预防腰椎穿刺后头痛,避免剧烈活动,防止伤口感染	6	4	2	0	
		整理物品,送检标本,做好穿刺记录	3	2	1	0	

续表

项目	项目总分	操作要求	评分等级及分值				实际得分
			A	B	C	D	
操作质量	6	操作的无菌观念,过程的流畅准确程度,进行脑脊液相关检验协助诊断,判断脑脊液压力,必要时注射药物	6	4	2	0	
总计	100						

第五节　临床情景实例与临床思维分析题目

临床情景实例一

患者,男性,28 岁,AML-M$_3$ 型患者,经诱导化疗后骨髓缓解,对患者进行腰椎穿刺后嘱咐患者平卧 6h。在此过程中,患者因为不能耐受在床上小便起身上厕所,腰椎穿刺后第 2 天患者出现轻度头痛,坐位时明显,平卧时减轻。而其脑脊液检查并无异常。

临床思维分析:腰椎穿刺术的适应证。该患者腰椎穿刺后头痛的可能病因及如何预防。

参考答案:腰椎穿刺的适应证。

1. 腰椎穿刺术常用于检查脑脊液的性质,对诊断肿瘤的中枢神经系统侵犯、脑膜炎、脑炎、脑血管病变等疾病有重要意义。

2. 用于鞘内注射药物。

3. 测定颅内压力和了解蛛网膜下腔是否阻塞等。

腰椎穿刺后头痛是最常见的腰椎穿刺并发症,见于穿刺后 24h 内。患者卧位时头痛消失,坐位时头痛加剧,多为前额、枕部跳痛,时间长短不一,常见为 1~3 天,可持续 1 周。病因可能是脑脊液放出过多,造成颅内压减低或脑组织牵拉、移位。腰椎穿刺后嘱患者去枕平卧 6h,多饮水,尽量用细的穿刺针,避免多次穿刺,放脑脊液不宜过多,腰椎穿刺针的针尖斜面与患者身体长轴平行有助于预防腰椎穿刺后头痛。若出现低颅内压症状,予以多饮水,卧床休息,症状无改善者予静脉输注生理盐水 1 000~1 500ml。

临床情景实例二

患者,女性,60 岁,经查体及头颅 CT 检查初步诊断为颅内感染,在行腰椎穿刺术过程中,患者出现头晕、面色苍白、出汗、心悸、血压下降、四肢冷、脉细。

临床思维分析:脑膜反应的处理。

参考答案:脑膜反应的处理。

1. 停止操作,平卧,皮下注射 0.1% 肾上腺素 0.3~0.5mg。

2. 开放静脉通道,予心电监护,吸氧(采用常规湿化,氧流量调节为 2~4L/min)等处理。

3. 与患者家属交代病情,处理完后常规复查患者血压、脉搏。

临床情景实例三

患者,女性,39 岁,精神异常 6 天,脑膜刺激征阳性,头颅 CT 未见异常,初步诊断为病毒性脑炎,患者行腰椎穿刺过程中不配合,胡言乱语。

临床思维分析:躁动,精神异常患者的腰椎穿刺前注意事项。

参考答案:躁动,精神异常患者腰椎穿刺时应注意以下几点。

1. 若患者不能配合,切勿强行操作。因需要腰椎穿刺的患者多有脑病、神志模糊、躁动不宁,强行腰椎穿刺,易加重颅内压增高,造成脑疝。

2. 不要让患者屈头。屈头易影响患者的呼吸,使颈静脉受阻,致颅内压增高,造成腰椎穿刺意外。腰椎穿刺的关键是屈腰、屈腿,使腰椎间隙增宽,易于穿刺针的刺入。

对于某些躁动患者,穿刺前给予镇静药。局部麻醉后进行穿刺,一般穿刺经过顺利。

临床情景实例四

患者,男性,59 岁,因"头痛 10 天,加重呕吐 4 天"入院,查体:脑膜刺激征阳性,头颅 CT 已做,请判断是否可行腰椎穿刺检查。

临床思维分析:最好应行何种检查进一步排除脑疝先兆形成的可能,做操作时如何预防?

参考答案:对怀疑有颅内压增高者必须先做眼底检查,查看患者头颅或脊髓的影像学资料,如有明显视神经盘水肿或有脑疝先兆者,禁忌穿刺。

如果非常必要,需要做一些检查,那么可以谨慎小心进行腰椎穿刺。

1. 术前必要时可酌情给予预防性的高渗脱水剂如甘露醇或利尿剂减轻颅内高压。对产生焦虑的患者对其进行针对性的心理疏导。

2. 术中放脑脊液忌过快过多,发现颅内压力较高时则应停止放液。

3. 术后嘱患者严格遵守卧床制度,12~24h 内应注意观察患者意识情况、呼吸、脉搏、血压、瞳孔和肢体运动等。必要时可酌情给予预防性的脱水利尿剂,防止脑疝的形成或加重。如一旦发生,应立即采取心肺复苏抢救。

(撰写人:周匡果　审阅人:洪振亚)

第19章 导尿术

第一节 中文教学大纲

一、目的和要求

1. 掌握男（女）性患者导尿术的目的，导尿术的适应证和禁忌证，男（女）性患者导尿术的操作流程。
2. 熟悉男（女）性患者尿道的解剖特点。

二、学习重点和难点

1. 重点 男（女）患者导尿术的操作流程。

2. 难点 两次外阴消毒的原则；男性患者留置尿管插管困难易导致尿道损伤；老年女性患者尿道口不易暴露，导尿时尿管易误入阴道。

三、学习内容和要点

男（女）性患者导尿术的操作流程。

四、英语词汇、专业术语

导尿术 urethral catheterization
尿潴留 urinary retention
尿路感染 urinary tract infection

五、参考资料

[1] 姜保国,陈红.中国医学生临床技能操作指南[M].3 版.北京:人民卫生出版社,2020.
[2] 医师资格考试指导用书专家编写组.国家医师资格考试实践技能应试指南(临床执业医师)[M].北京:人民卫生出版社,2011.

六、思考题

1. 简述导尿术的目的。
2. 简述导尿术的适应证和禁忌证。
3. 简述导尿术的常见并发症。

第二节　英文教学大纲

Ⅰ. Learning objectives and requirements

1. To master the purpose of catheterization in male(female)patients, indications and contraindications of catheterization, and the standard operation procedure of catheterization in male(female)patients.

2. To familiarize with the anatomical features of the urethra in male(female)patients.

Ⅱ. Key points and difficulties in learning

1. Key points　Catheterization steps in a male(female)patient.

2. Difficulties　The principle of vulva double disinfection; male patients with the dilemma of inserting the indwelling urethra may easily lead to urethral injury, exposing the urethral orifice in elderly female patients, which makes it easy for the urethral catheter to enter the vagina by during catheterization.

Ⅲ. Contents and main points of learning

Catheterization steps for male(female)patients.

视频 19-1　导尿术操作流程

第三节　操　作　流　程

一、临床场景

患者肖某,男性,58 岁,因肾肿瘤,拟行肾根治性切除术,行术前导尿术。

二、用物准备

1. 导尿包。

(1)外包:大方盘 1 个,小方盘 1 个,消毒无齿镊 1 把,无菌手套 1 副,0.5% 碘伏纱布 4 块(叠成三角形,置于塑料袋内,封口),纱布 3 块。

(2)内包:大方盘 1 个,小方盘 1 个,弯盘 1 个,直血管钳 1 把,无菌手套 1 副,消毒无齿镊 2 把,16 号

Foley 尿管 1 根,引流袋 1 个,0.5% 碘伏棉球若干,纱布 3 块,无菌石蜡油棉球 1 个,洞巾 1 个,10ml 空注射器 1 个,10ml 注射器 1 个(内置 10ml 生理盐水)。

2. 垫单 1 个。

3. 换药污物桶 1 个。

三、标准操作流程

1. 个人准备及物品准备。

(1)穿戴工作服、帽子及口罩。

(2)用肥皂清洁洗手(注意七步洗手法)。

(3)准备导尿包及相关物品,置于换药车上。

2. 医患沟通。

(1)向患者简要自我介绍。

(2)向患者简要说明导尿目的和可能引起的感受,消除患者认识误区和紧张情绪。

"您好,我是您的管床医师,根据病情的需要,我将给您进行导尿,以便手术术中操作和术后恢复。导尿术可能会引起尿道的不适感,比如疼痛感、烧灼感、排尿不净等感觉,稍适应后,这些感觉会逐渐消失,请您配合我的操作,不要紧张。首先,请您平躺在床上,手放在身体两侧,全身放松。"

3. 安置患者体位:患者取平卧位,操作者立于患者右侧。注意环境光照良好,使患者舒适安全,个人隐私得到保护。患者取屈膝仰卧位,两腿充分外展外旋,暴露局部区域。如患者因病不能配合时,可协助患者维持适当的姿势。将垫单置于臀下。

4. 将消毒包置于两膝之间。打开消毒包外层,戴手套,用镊子夹碘伏纱布进行消毒。消毒以尿道口为中心,由外向内,从上到下进行,男性患者是阴阜、阴囊、阴茎,消毒两遍。上至阴阜上 5~6cm,左右 5~6cm,下至阴囊及大腿根部约 5cm,范围不应小于洞巾口范围。共消毒 2 次。

"现在,我们开始导尿。在导尿过程中,如果有什么不适,请及时告诉我,但不要移动身体,或触摸消毒部位。"

5. 移走消毒包。脱去手套,打开导尿包内层,注意将无菌边缘向上,可以与已消毒的皮肤相接触。

6. 双手戴无菌手套,检查导尿包内物品是否齐全、完好。检查导尿管口径是否适合患者使用;以空注射器向球囊内注射 10ml 空气,检查球囊是否完好;以空注射器向管腔内注射 10~20ml 空气;检查管腔是否通畅;检查尿袋是否破损并关紧底部旋钮;以血管钳夹尿管口。

7. 准备消毒物品,再次消毒:男性:使用无菌镊将无菌纱布置于阴茎上,左手持无菌纱布包住阴茎,后推包皮,充分显露尿道口及冠状沟;严格消毒尿道口、龟头、螺旋形向上至冠状沟,最后消毒阴茎背侧及阴囊,每个棉球限用 1 次,消毒 2 次。女性:左手用无菌纱布分开并固定小阴唇,暴露尿道口。右手持镊子夹消毒液棉球,再次消毒尿道口、两侧小阴唇,最后 1 个棉球在尿道口加强消毒,每个棉球限用 1 次,消毒 2 次。

8. 男性:铺无菌洞巾,显露阴茎。以石蜡油棉球涂抹 Foley 尿管前端 1/3。以纱布包住阴茎,再消毒尿道口 1 次,用石蜡油涂抹尿道口 1 次,提起阴茎使之与腹壁呈 90° 角,以左手拇指、示指夹持阴茎,右手用另一无菌镊夹持已涂有石蜡油的尿管,将其慢慢插入尿道,深度 15~20cm;将尿管口对准弯盘,松开血管钳,见尿液流出后,扣紧血管钳,再插入约 5cm。若无尿液流出,可轻压患者下腹部,促使尿液排出。

女性:铺无菌洞巾,显露尿道外口。以石蜡油棉球涂擦 Foley 尿管前端 1/3。左手继续用无菌纱布分开并固定小阴唇,再消毒尿道口 1 次,用石蜡油涂搽尿道口 1 次。右手用另一无菌镊夹持已涂有石蜡油的尿管,将其慢慢插入尿道,深度 4~6cm,将尿管口对准弯盘,松开血管钳,见尿液流出后,扣紧血管钳,再插入约 5cm。若无尿液流出,可轻压患者下腹部,促使尿液排出。

"现在我们将插入尿管,这可能会引起你的不适。请放松,张开口慢慢呼吸!"

9. 向球囊内注入 10ml 生理盐水,取下尿袋连接口处盖帽,连接 Foley 尿管和尿袋,松开止血钳,将尿管向外轻轻牵拉有阻力感,即证明导尿管固定于膀胱内。

"现在导尿已经结束,尿管需要保留一段时间。插入尿管后的不适感会逐渐消失。谢谢您的配合!请卧床休息。活动时,注意保护尿管,避免脱落!"

10. 撤去洞巾,清理外阴,清理物品。协助患者穿衣,将尿袋挂于床侧,标记尿袋,观察并记录尿量。

导尿后注意事项:将多余的废弃敷料置入弯盘,再转入污物桶;换药用过的盘和器械放入洗涤池中洗净,消毒后备用;清理换药车、换药托盘;再次洗手;向老师汇报导尿完成。

第四节 评分标准

项目	项目总分	操作要求	评分等级及分值				实际得分
			A	B	C	D	
仪表 (5分)	5	工作衣帽,穿戴整齐;初次洗手	5	3	1	0	
操作前准备 (10分)	5	向患者介绍自己,解释所作的操作	5	3	1	0	
	5	安置体位,放置垫单	5	3	1	0	
操作过程 (60分)	10	首次消毒:①由外向内,由上向下;②共两次	10	6	4	2~0	
	10	物品检查:①检查尿管通畅,球囊完整;②检查尿袋无破损;③以止血钳钳夹尿管口	10	6	4	2~0	
	10	二次消毒:①推起包皮(分开小阴唇);②螺旋状消毒尿道外口、冠状沟,再消毒阴茎;③共两次	10	6	4	2~0	
	25	插入尿管:①铺洞巾;②尿管前1/3涂抹石蜡油;③尿道口消毒,石蜡油涂搽;④提起阴茎,与腹壁呈90°角(分开小阴唇);⑤使用无菌镊插入尿管,男性15~20cm,女性4~6cm;⑥松开止血钳,检查是否到位;⑦球囊注水;⑧连接引流袋	25	18	10	5~0	
	5	无菌操作是否规范	5	3	1	0	
操作后 (10分)	5	①悬挂标记尿袋,观察记录尿量;②将废弃敷料置入污物桶;③清理物品、换药托盘	5	3	1	0	
	5	再次洗手	5	3	1	0	
操作质量 (15分)	5	操作规范,动作轻柔	5	3	2	1~0	
	5	操作时间6min	5	3	2	1~0	
	5	与患者有效沟通	5	3	2	1~0	
总计	100		100				

第五节 临床情景实例与临床思维分析题目

临床情景实例一

患者,男性,60岁,因"10h未解小便"就诊急诊科,伴发热。诊断为急性下尿路感染,医嘱予导尿处理,是否执行?如不能导尿,该如何处理?

该患者感染已控制,小便仍解不出,应如何处理?

临床思维分析:导尿禁忌证的掌握;排尿异常的处理。

参考答案:

1. 不能执行导尿处理,急性下尿路感染为导尿术的禁忌证,需行经皮耻骨上膀胱造瘘术。

2. 完善血前列腺特异性抗原(PSA)检查、膀胱前列腺彩超、尿流动力学,必要时行尿道膀胱镜检查,鉴别前列腺增生或尿道狭窄等,若存在手术指征则行经尿道前列腺切除术或尿道狭窄内切开术。

临床情景实例二

患者,男性,35岁,因"高处坠落骑跨伤后伴排尿困难、血尿8h"入院。请尝试为其行导尿术。

试插失败,请继续处理。

临床思维分析:检查尿道的完整性,尿道损伤患者的症状及处理,如何继续处理。

参考答案:

1. 嘱患者自主排尿,观察是否有尿液排出,选用16~18号硅胶尿管,置管时动作轻柔,勿使用暴力,若置管时阻力明显,或尿管前端大量血液,则停止置管。

2. 若置管失败,则行尿道膀胱镜检查,观察尿道完整性。若尿道连续性存在,则置入超滑导丝,沿导丝留置导尿管。若尿道膀胱镜检查失败,无法将导丝置入膀胱,则行经皮耻骨上膀胱造瘘术。

临床情景实例三

患者女性,65岁,因"神志改变3天"入院,既往有高血压病史。查体:体温39℃,浅昏迷。家属诉24h未排尿。请给该患者进行导尿。

患者导尿后,出现面色苍白、出冷汗等现象,请处理。

临床思维分析:对24h未排尿患者,应测血压、心率,行耻骨联合上膀胱叩诊,判断为尿潴留还是无尿,熟悉尿潴留患者的处理;放尿后虚脱的处理。

参考答案:

1. 尿潴留患者若无急性下尿路感染,则需行导尿术,放尿宜缓慢。

2. 尿潴留患者首次放尿不超过500ml,之后根据患者尿量情况,间断放尿,以防因腹压突然下降,大量血液进入腹腔血管,引起血压下降,产生虚脱;或因膀胱突然减压而引起膀胱黏膜充血,发生血尿。需监测患者血压、电解质等变化,补液对症治疗。

临床情景实例四

患者,男性,55岁,因膀胱癌行经尿道膀胱肿瘤电切术,为避免复发,需行膀胱灌注化疗,每周1次,请做好相应准备。

临床思维分析:正确留置导尿管及膀胱灌注给药。

参考答案:准备导尿包,严格无菌操作,正确留置尿管,无需注入气囊水,将化疗药物沿导尿管缓慢注入膀胱,注射器与导尿管闭合紧密,避免化疗药物漏出,最后注入适量空气,同时缓慢拔出导尿管,将导尿管内残留化疗药物注入膀胱。

临床情景实例五

患者,男性,年龄不详,因昏迷被 120 急救车送至急诊科,无家属陪伴,为高处坠落,腹部 X 线检查发现骨盆骨折,怀疑膀胱损伤,请协助诊断。

临床思维分析:导尿试验在膀胱破裂患者中的应用。

参考答案:准备导尿包,正确留置尿管,记录尿量。待膀胱空虚,向尿管内注入 200ml 无菌生理盐水,观察回抽量多少。若回抽量明显少于或多于注入量,可行膀胱造影。将碘水造影剂 100~200ml 注入膀胱,X 线检查,观察是否存在造影剂流入膀胱周围间隙或腹腔内。检查完成后妥善固定尿管。

(撰写人:王珅　审阅人:李恒)

第**20**章 换药与拆线

第一节 中文教学大纲

一、目的和要求

1. 掌握伤口换药、拆线时机选择的原则,以及换药与拆线规范化的操作流程。
2. 熟悉不同创面的换药原则。
3. 了解特殊感染伤口的换药特点。

二、学习重点和难点

1. 换药规范化的操作流程。
2. 拆线规范化的操作流程。

三、学习内容和要点

1. 换药及拆线的适应证。
2. 换药及拆线的操作前准备 ①患者的准备;②操作前准备;③材料的准备。
3. 换药及拆线的操作步骤 ①暴露伤口;②评估伤口;③清理伤口及缝线拆除;④覆盖伤口,固定敷料。

四、英语词汇、专业术语

换药 dressing change
拆线 suture removal

五、参考资料

[1] 陈孝平,汪建平,赵继宗.外科学[M].9版.北京:人民卫生出版社,2018.
[2] 姜保国,陈红.中国医学生临床技能操作指南[M].3版.北京:人民卫生出版社,2020.
[3] 医师资格考试指导用书专家编写组.国家医师资格考试实践技能应试指南(临床执业医师)[M].

北京：人民卫生出版社，2011.

六、思考题

1. 请思考换药时该如何观察及评估伤口。
2. 试述身体各部位切口拆线的时间。

第二节　英文教学大纲

Ⅰ. Learning objectives and requirements

1. To master the principles of timing of dressing change and suture removal, and the standardized operation procedure of dressing change and suture removal.

2. To be familiar with the dressing change principle of different wounds.

3. To understand the dressing change characteristics of special infected wounds.

Ⅱ. Key points and difficulties in learning

1. The standardized operation procedure of dressing change.

2. The standardized operation procedure of suture removal.

Ⅲ. Contents and main points of learning

1. Indications of dressing change and suture removal.

2. Preparation before dressing change and suture removal.

(1) Patient preparation.

(2) Preparation before operation.

(3) Preparation of materials.

3. Operation steps of dressing change and suture removal.

(1) Expose the wound.

(2) Assess the wound.

(3) Wound cleaning and suture removal.

(4) Cover the wound and fix the dressing.

视频 20-1　换药与拆线操作流程

第三节　操 作 流 程

一、临床场景

患者刘某,男性,48 岁,因胆囊结石行胆囊切除术后第 8 天,行腹部切口换药与拆线术。

二、用物准备

换药台:消毒换药碗 2 个,消毒无齿镊 2 把,弯盘 1 个,拆线剪 1 把,碘伏棉球若干,纱布若干,胶布。
备用:松节油,酒精。

三、标准操作流程

1. 个人准备。
(1)穿戴工作服、帽子及口罩。
(2)用肥皂清洁洗手(注意七步洗手法)。
2. 医患沟通。
(1)向患者简要自我介绍。
(2)与患者确认手术时间,确认到了拆线的时间。
(3)向患者简要说明换药拆线的目的和可能引起的感受,消除患者认识误区和紧张情绪。
　　"您好,我是您的管床医师,根据病情的需要,我将给您进行腹部切口换药并拆线。我先了解一下您的伤口情况。请您平躺在床上,手放在身体两侧,全身放松。"
3. 安置患者体位:患者取平卧位,操作者立于患者右侧。注意环境光照良好,患者舒适安全,个人隐私得到保护;充分暴露切口部位,同时注意保暖。
4. 了解患者切口大概情况:解开衣物,暴露切口部位,撕开敷料一侧胶布,应当由外向里,切勿生拉硬扯,增加患者痛苦,如有毛发粘连,可用剪刀剪去,或松节油浸润后揭去。
　　"由于天冷,我的手可能有些凉,请您原谅!"
5. 观察切口情况。
　　"……现在,我去准备换药物品,请您稍等!"
6. 至换药室准备物品。
(1)再次洗手。
(2)准备物品内容如前。
(3)准备换药托盘,准备无菌换药碗,用消毒持物钳将其转移至托盘内,镊子置于右侧换药碗。使用持物钳时,应注意保持钳尖端朝下;传递放置物品时,身体各部不应跨越无菌区域。
(4)准备敷料:左侧换药碗放置干性无菌敷料(换药过程中应尽量保持无菌状态),右侧换药碗放置碘伏棉球等湿性敷料。取物顺序应为:先取干性辅料(纱布、干棉球),再取湿性敷料(盐水棉球、碘伏)。
(5)将棉签、胶布放置在托盘右上角,托起托盘,转放置于换药车左侧;弯盘放置托盘右侧。必要时,准备松节油、酒精,置于换药车下层;若干无菌包装纱布、棉球、换药碗,置于换药车上层左上方处。
7. 换药操作。
　　"现在,我们开始换药。在换药过程中,如果有什么不适,请及时告诉我,但不要移动身体,或触摸切口部位。"
(1)去除敷料:先用手取下伤口外层绷带及敷料。撕胶布时应自伤口处由外向里,可用手指轻轻推揉贴在皮肤上的胶布边沿,待翘起后用一只手轻压局部皮肤,另一只手牵拉翘起的胶布,紧贴皮面(即与皮肤表面平行)向相反的方向慢慢取下,切不可垂直地向上拉掉,以免产生疼痛或将表皮撕脱。还可用一只手指伸至敷料边缘与皮肤之间,轻柔地用手指向外推压皮肤或分离胶布与皮肤的粘合部分。若遇胶布粘着毛发时,可剪去毛发或用松节油等浸润后揭去。

(2)外层敷料可以用手取下,切口内层敷料及引流物,应用无菌镊子取下,揭起时应沿伤口长轴方向进行。若创面内层敷料被脓液浸透,可用生理盐水浸湿,待敷料与创面分离后再轻轻地顺创口长轴揭去。取下的污秽敷料均放在弯盘内,不得随意丢弃,以防污染环境或交叉感染。

"您的切口目前愈合良好,局部没有红肿,没有看到渗液。现在我们将进行消毒,消毒液有些凉!消完毒我就可以给您拆线了。"

(3)在换药过程中两把换药镊要保持其中一把始终处于相对的无菌状态,不可污净不分,随意乱用。一般左手为无菌镊,不接触切口,仅接触无菌敷料;右手为污染镊,可以接触切口。传接敷料,应当先用无菌镊取出敷料或碘伏棉球,传递给污染镊。注意无菌镊在上,污染镊在下。拧干湿性敷料时,应注意保持无菌镊在上,污染镊在下;污染镊尖端不能朝上。传递完成后,将无菌镊还纳于湿性敷料碗内。

(4)取碘伏棉球一个,拧干至适当程度。以污染镊进行切口消毒,由内向外,左右交替,先上后下;消毒范围超过切口 3~5cm。重复 3 次。用过的敷料棉球置入弯盘内。

(5)操作者左手持血管钳或镊子,夹住线头,轻轻向上提起。用剪刀插进线结下空隙,紧贴针眼,从由皮内拉出的部分将线剪断,向对侧拉出。全部拆完后,用消毒液棉球再擦拭一遍。

(6)切口处理完毕,使用无菌敷料覆盖:敷料应全部覆盖伤口,达到切口周围 3cm。切口无渗液者放置4~6 层纱布,取胶布固定。胶布方向与皮肤皮纹平行;粘贴前应清理局部碘伏、血液和原有胶布。

(7)向患者交代病情,协助患者穿衣。

"现在换药已经完成,您的切口愈合良好。我们将继续观察切口的情况。现在请您先休息一会,活动时请注意保护切口。谢谢您的配合!如果有什么不适,请及时向我反映!"

8.换药后注意事项:将多余的废弃敷料置入弯盘,再转入污物桶;换药用过的盘和器械放入洗涤池中洗净,消毒后备用;清理换药车、换药托盘;再次洗手;向老师汇报换药完成。

9.书写病历,完成记录。

第四节 评分标准

项目	项目总分	操作要求	评分等级及分值				实际得分
			A	B	C	D	
仪表(5分)	5	①工作衣帽穿戴整齐;②初次洗手	5	3	1	0	
操作前准备(20分)	5	向患者介绍自己,核对患者信息,解释所做的操作	5	3	1	0	
	3	安置体位,初步检查切口情况	3	2	1	0	
	2	再次洗手	2			0	
	10	物品准备:①持物钳使用正确;②取用物品正确,核对消毒日期;③物品摆放顺序、位置(先准备无菌物品;台面无菌区、污染区分开)正确;④物品准备是否齐全	10	6	4	0	
操作过程(50分)	10	①去除胶布方法正确;②沿长轴移除外层敷料;③内层敷料浸湿后,用镊子沿长轴移除	10	6	4	2~0	
	5	汇报切口愈合情况,并判断是否可以拆线	5	3	1	0	
	10	切口周围消毒顺序、宽度正确	10	6	4	2~0	

续表

项目	项目总分	操作要求	评分等级及分值				实际得分
			A	B	C	D	
操作过程（50分）	10	无菌操作：①取用、传递无菌物品正确；②无菌镊、污染镊不混淆不接触；③拧湿棉球时，无菌镊位于上方；④清洁敷料与污染敷料分开	10	6	4	0	
	10	拆线动作：①剪线：剪刀紧贴针眼结下空隙；②拉线：靠切口方向拉线	10	6	4	0	
	5	①切口敷料覆盖厚度；②胶布粘贴方向，长度	5	3	1	0	
操作后（10分）	5	①清理废弃敷料置入污物桶；②用过的盘和器械放入洗涤池中洗净；③清理换药车、换药托盘	5	3	1	0	
	5	再次洗手	5	3	1	0	
操作质量（15分）	5	操作规范，动作轻柔	5	3	2	1~0	
	5	操作时间6min	5	3	2	1~0	
	5	与患者沟通体现人文关怀	5	3	2	1~0	
总计	100						

第五节　临床情景实例与临床思维分析题目

临床情景实例一

患者，男性，55岁，因"右上腹疼痛伴皮肤巩膜黄染5天"入院。查体：右上腹压痛及反跳痛，CT片提示急性胆囊炎，胆总管下段管壁增粗，占位性病变，考虑胆总管下段癌。术前行经皮肝穿刺胆道引流术（PTCD）减轻黄疸，术中发现肿瘤侵犯门静脉，肝门部及腹腔内可见多发转移淋巴结，盆腔腹膜可扪及结节，肝门结构难以分离，遂行胆囊切除＋淋巴结活检术。术后患者恢复可，现为术后第5天，温氏孔引流管引流量逐日减少，目前未见明显引流液，PTCD管约10ml淡黄色液体，请回答对引流管的处理原则。

临床思维分析：温氏孔引流管引流量逐日减少，目前未见明显引流液，可考虑拔除；PTCD管可给予少量生理盐水冲洗，如果仍引流较少，需要行B超或造影检查寻找原因。

临床情景实例二

患者，男性，20岁，因阑尾炎于当地卫生院行阑尾切除术，术后患者已排气并进食，但仍感腹胀，并伴发热，体温波动在37.5~38.3℃，于术后第5天转入我院，目前引流管已拔除，现切口有较臭的脓液流出，如何处理？

临床思维分析：切口应充分敞开引流，脓液送培养＋药敏，按感染性伤口处理，必要时置入引流条或引流管。

临床情景实例三

患者，男性，45岁，既往有糖尿病病史，右肩胛骨痛，切开引流术后20h，请对伤口进行处理。

临床思维分析：按感染伤口每日换药1~2次，并及时更换引流条。

临床情景实例四

患者,男性,35 岁,因"斗殴致全身多处外伤 1h"入院,目前术后第 6 天,头部切口敷料干燥,可见缝线,无红肿、渗血、渗液及压痛等。胸部伤口敷料黄色分泌物渗湿,伤口红肿、有波动感,压痛(+)。请观察伤口情况后行相关处理。

临床思维分析:先处理清洁切口,再处理污染/感染切口,予以头部换药拆线,对胸部伤口先将脓液送培养+药敏,再敞开引流换药处理,顺序不可颠倒。

临床情景实例五

患者,男性,78 岁,10 天前因肝内外胆管结石行胆囊切除+胆道探查+T 管引流术,患者既往有糖尿病病史,切口愈合良好,可见普通缝线、减张缝线及 T 管,请对伤口行相关处理。

临床思维分析:可换药,考虑到患者年龄大,有糖尿病,可给予间断拆除普通缝线,保留减张缝线,继续 T 管引流。

(撰写人:程琪 审阅人:朱鹏)

第21章 脓肿切开术

第一节 中文教学大纲

一、目的和要求

1. 掌握脓肿切开术的基本操作步骤。
2. 掌握脓肿切开术的适应证和禁忌证。
3. 掌握无菌观念。

二、学习重点和难点

1. 脓肿切开术的基本步骤和手术适应证。
2. 操作过程中的无菌观念。

三、学习内容和要点

1. 脓肿切开术的适应证和禁忌证。
2. 操作前准备。
3. 操作步骤。
4. 并发症及处理。

四、英语词汇、专业术语

脓肿 abscess
无菌术 asepsis
消毒 sterilize

五、参考资料

姜保国,陈红.中国医学生临床技能操作指南[M].3版.北京:人民卫生出版社,2020.

六、思考题

1. 脓肿切开选择切口方向时,应注意哪些事项?
2. 脓肿切开后引流,创面长期不愈合,可能原因有哪些?

第二节　英文教学大纲

I. Learning objectives and requirements

1. Master the basic steps of abscess incision.
2. Master the indications and contraindications of abscess incision.
3. Master the aseptic concept.

II. Key points and difficulties in learning

1. Basic steps of abscess incision and surgical indications.
2. Aseptic concept throughout the incision process.

III. Contents and main points of learning

1. Indications and contraindications of abscess incision.
2. Preparations of abscess incision.
3. Steps of manipulation.
4. Complications and regarding managements.

视频 21-1　脓肿切开术操作流程

第三节　操　作　流　程

一、临床场景

外科门诊患者杨某,女性,50 岁,患腹壁脓肿 3 天,疼痛难忍,拟做脓肿切开术。

二、用物准备

明亮的手术室,清洁的手术床。

1. 无菌器械包　治疗盘,小治疗碗,弯盘,小弯血管钳和直血管钳各 1 把,有齿镊 1 把,11 号尖刀片和相应 3 号刀柄,组织剪,线剪,持针器 1 把,持物钳 1 把,无菌小药杯,无菌棉球 3 个,洞巾。

2. 无菌手套 1 副,手术衣 1 包,无菌细橡胶皮管 1 根,凡士林纱布 1 包,无菌棉签 1 包,无菌棉球 1 包,

0.5% 碘伏,胶布,纱布若干。

3. 2% 利多卡因 5ml,0.9% 氯化钠 5ml,10ml 注射器 1 副,50ml 注射器 1 副,3% 双氧水 1 瓶,无菌生理盐水 1 瓶。

三、标准操作流程

1. 医生戴口罩帽子,七步法清洗双手,自我介绍,核对患者姓名、年龄,与患者简短交流,消除患者紧张情绪。

"您好,我是 ×× 医生,现在由我来给您做腹壁脓肿切开引流术,请不要紧张,尽量配合,如果有不舒服请随时告诉我。"

2. 进行血压测量和重点心肺听诊,再次核对患者脓肿部位,大小。签署知情同意书,协助患者平卧于手术床上。

3. 术者手术洗手,助手打开无菌包,在治疗碗中倒入 0.5% 碘伏,在药杯中倒入适量 3% 双氧水,术者手持持物钳夹持棉球 3 个置于治疗碗中。

4. 以手术切口为中心,直径 30cm 范围内由外向内消毒 3 次。

5. 术者再次手术洗手,穿手术衣,戴手套,铺无菌洞巾。

6. 核对药品,并检查是否在有效期内。将 2% 利多卡因 5ml 和 0.9% 氯化钠 5ml 抽入 10ml 的注射器内混合,配成 1% 的利多卡因,逐层浸润麻醉。轻轻揉搓注射部位,3~5min 后可开始手术。麻醉时避免针头进入脓腔等感染区域。

7. 麻醉满意后,以尖刀做切口,切开皮肤,并刺入脓腔内,反挑开放脓腔,可见脓液流出。用小弯血管钳撑开脓腔,并用手指探查脓腔大小、深度,钝性破坏脓腔内分隔,清除坏死组织,使多房脓腔变为一个单一脓腔,便于通畅引流。根据探查情况决定是否需要延长切口。不要用刀直接切割过深,以免损伤血管、神经和肌肉。

8. 3% 双氧水冲洗脓腔,然后用生理盐水冲洗干净,放置合适长度的凡士林纱条引流。纱条一端置入脓腔底部,另一端经切口引出在外,纱条不应填塞过紧。切口予以无菌纱布包扎。

9. 收集脓液标本于厌氧容器内转运,送微生物学及药敏检查。书写手术记录,重点记录脓腔的部位、大小、深度、脓液的性质和量等。

10. 向患者交代术后注意事项。

"您好,脓肿切开引流已经做完了,您感觉如何?请按照病历上书写的要求定期复查换药,注意休息。"

第四节　评分标准

项目	项目总分	操作要求	评分等级及分值				实际得分
			A	B	C	D	
仪表	3	穿工作衣、穿戴整齐	3	2	1	0	
操作前准备	16	医生自我介绍,核对患者姓名	3	2	1	0	
		核对脓肿部位、大小及拟行手术方式	3	2	1	0	
		签署知情同意书,协助摆好体位	5	3	1	0	
		戴口罩帽子,清洁双手,准备物品	5	3	1	0	
操作过程	70	术者手术洗手,助手打开无菌包,在治疗碗中倒入 0.5% 碘伏,在药杯中倒入适量 3% 双氧水,术者手持持物钳夹持棉球 3 个置于治疗碗中	5	3	1	0	

续表

项目	项目总分	操作要求	评分等级及分值				实际得分
			A	B	C	D	
操作过程		以手术切口为中心,直径 30cm 范围内由外向内消毒 3 次	6	4	2	0	
		术者再次手术洗手,穿手术衣,戴手套,铺无菌洞巾	6	4	2	0	
		将 2% 利多卡因 5ml 和 0.9% 氯化钠 5ml 抽入 10ml 的注射器内混合,配成 1% 的利多卡因,逐层浸润麻醉	6	4	2	0	
		轻轻揉搓注射部位,3~5min 后可开始手术。麻醉时避免针头进入脓腔等感染区域	6	4	2	0	
		麻醉满意后,以尖刀做切口,切开皮肤,并刺入脓腔内,反挑开放脓腔,可见脓液流出	9	6	4	0	
		用小弯血管钳撑开脓腔,并用手指探查脓腔大小、深度,钝性分离,清除坏死组织,使多房脓腔变为一个单一脓腔,便于通畅引流,术中切忌动作粗暴而损伤血管导致大出血	12	8	4	0	
		脓腔以 3% 双氧水冲洗,然后用生理盐水冲洗干净,放置合适长度的凡士林纱条引流	12	8	4	0	
		纱条一端置入脓腔底部,另一端经切口引出在外,纱条不应填塞过紧。切口予以无菌纱布包扎	8	4	2	0	
操作后	6	了解患者有无不适,简短交流	3	2	1	0	
		收集脓液标本于厌氧容器内转运,送微生物学及药敏检查	3	2	1	0	
无菌观念	5	操作时无菌观念	5	3	1	0	
总计	100						

第五节　临床情景实例与临床思维分析题目

临床情景实例一

患者,男性,32 岁,发现左侧臀部近肛门处肿块 3 天就诊,肿块局部伴明显疼痛,无法坐下,既往体健。查体:左侧臀部近肛缘处皮肤红肿疼痛,有波动感。请对患者进行相关处理。

临床思维分析:诊断考虑左侧肛周脓肿,行肛周脓肿切开引流术。

临床情景实例二

患者,男性,45 岁,发现左侧臀部肿块 7 天,发热 3 天就诊,已经抗感染治疗 3 天,疼痛无缓解,臀部皮肤局部红肿,无法坐下,既往有糖尿病病史。查体:左侧臀部局部压痛,无波动感。请对患者进行相关处理。

临床思维分析:诊断考虑左侧臀部深部脓肿,应首先行直肠指诊探查,联合超声检查,定位脓肿方位、深度,再行注射器穿刺,穿刺抽到脓液后,再行切开引流术。

临床情景实例三

患者,女性,25 岁,产后 21 天,因"右侧乳房肿痛 7 天"就诊,诉 6 天前发热伴乳房肿痛,予抗感染治疗 3 天无明显好转。查体:右侧乳房外上象限红肿,触之疼痛,有明显波动感。请对患者进行相关处理。

临床思维分析:考虑左乳急性乳腺炎并乳腺脓肿形成,有脓肿切开引流术指征。

临床情景实例四

患者,男性,66 岁,有糖尿病病史。4 天前淋浴后出现后背部疼痛,家人发现右上背部皮肤红肿、局部隆起,因疼痛进行性加剧前来就诊。查体发现右上背部局部皮肤色暗红,有 6cm×5cm 大小隆起,质地坚韧界限不清。请对患者进行相关处理。

临床思维分析:诊断考虑背部痈。首先予抗生素治疗,局部用 50% 硫酸镁湿敷,同时积极控制血糖,后续考虑背部痈切开术。

(撰写人:贾凌威　审阅人:高纯)

第22章 乳腺视诊、触诊

第一节 中文教学大纲

一、目的和要求

1. 掌握乳腺检查的原则,以及操作流程。
2. 熟悉乳腺常见疾病的检查特点。

二、学习重点和难点

乳腺检查操作流程。

三、学习内容和要点

1. 乳腺检查的操作前准备 ①患者的准备;②操作前准备。
2. 乳腺检查的操作步骤。

四、英文词汇、专业术语

乳腺检查 breast examination

五、参考资料

[1] 陈孝平,汪建平,赵继宗.外科学[M].9版.北京:人民卫生出版社,2018.
[2] 姜保国,陈红.中国医学生临床技能操作指南[M].3版.北京:人民卫生出版社,2020.
[3] 医师资格考试指导用书专家编写组.国家医师资格考试实践技能应试指南(临床执业医师)[M].北京:人民卫生出版社,2011.

六、思考题

乳腺癌的视触诊特点。

第二节 英文教学大纲

I. Learning objectives and requirements

1. Grasp the principles and operating procedures of breast examination.
2. Be familiar with the examination characteristics of common breast diseases.

II. Key points and difficulties in learning

Breast examination procedure.

III. Contents and main points of learning

1. Preparation for breast examination.
(1) Preparation of patients.
(2) Preparation before operation.
2. Operation steps of breast examination.

视频 22-1 乳腺视诊、触诊操作流程

第三节 操 作 流 程

一、临床场景

患者王某,女性,46 岁。因"发现右侧乳房内上象限肿块半月余"入院。既往史:有双侧乳腺囊性增生症病史。

二、用物准备

明亮、保护患者隐私性的房间,清洁的检查床。

三、标准操作流程

1. 医生自我介绍,核对患者姓名、床号。
"您好,我是 ×× 医生,现在由我来给您做检查。"
2. 简单询问病史,确定需要对患者乳房进行视诊和触诊。
"根据您的情况需要对您做一个乳房的视诊和触诊,检查一下您的乳房有没有异常,可以接受吗?"
3. 选择光线好,明亮的房间,注意保护患者隐私及保暖(如果医生为男性,需要另一女性医生在场或者一名家属在场)。

4. 嘱患者脱去上衣充分暴露颈部、前胸和两上臂,取坐位,面对亮光,两肩等高,医生在患者正面与患者同高,观察:对称性和大小、乳房皮肤、乳头、乳晕;检查乳房后应观察腋窝和锁骨上窝有无红肿、包块、溃疡、瘘管和瘢痕等(口述内容)。

5. 医生坐在患者侧方,或嘱患者平卧,肩下垫一小枕(以下以坐位为例)。

(1)检查顺序:应先检查健侧乳房,再检查患侧。

(2)患者体位:扪查乳房内侧半时嘱患者举臂,扪查外侧半时嘱患者上臂下垂身旁,小肿块触摸不清可嘱患者上半身前倾体位。

(3)触诊手法:用手掌或指肚与乳腺皮肤平行,轻轻地触按,绝不能用手指抓捏。

(4)触摸顺序:按照一定次序触摸乳房的四个象限:外上、外下、内下、内上象限,继而触摸乳晕部分,注意有无血液从乳头溢出。最后触摸腋窝、锁骨下及锁骨上区域淋巴结。

(5)乳房触诊时应注意以下情况:肿块的部位、大小、形态、数量、活动度、硬度、边界,触痛,肿块表面及周围的皮肤。

6. 检查腋窝淋巴结群方法:医生面对患者,以右手扪查患者左腋,以左手扪查患者右腋。先嘱患者举起检查侧上肢,检查者手伸入腋窝至最高位,即腋淋巴尖群,手指掌侧面对着患者胸壁,再让患者放下上肢,搁置在检查者的前臂上,依次扪查腋顶、腋前壁、腋后壁、背阔肌前内侧。锁骨下及锁骨上有无肿大的淋巴结。检查完毕患侧,还应查对侧。注意其位置、数目、大小、质地、触痛和移动度。

7. 检查锁骨下及锁骨上区域。

"检查完了,谢谢您的配合,感觉还好吗? (告知检查结果)您可以回病房好好休息了。"

8. 完成检查,做相关记录。

第四节 评分标准

项目	项目总分	操作要求	评分等级及分值				实际得分
			A	B	C	D	
仪表	3	穿工作衣、穿戴整齐	3	2	1	0	
操作前准备	16	医生自我介绍,核对患者姓名、床号	3	2	1	0	
		简单询问病史	3	2	1	0	
		选择光线好、明亮的房间,注意保护隐私	5	3	1	0	
		如果医生为男性,需要另一女性医生在场或者一名家属在场	5	3	1	0	
操作过程	67	医生坐在患者侧方,或嘱患者平卧,肩下垫一小枕(以下以坐位为例)	5	3	1	0	
		先检查健侧乳房,再检查患侧	6	4	2	0	
		扪查乳房内侧半时嘱患者举臂,扪查外侧半时嘱患者上臂下垂身旁	6	4	2	0	
		用手掌或指肚与乳腺皮肤平行,轻轻地触按	6	4	2	0	
		依次触摸乳房的四个象限:外上、外下、内下、内上象限	6	4	2	0	
		触摸乳晕部分,注意有无血液从乳头溢出	8	5	3	0	
		描述肿块的特点	12	8	4	0	
		检查腋窝淋巴结群的方法	12	8	4	0	
		触诊锁骨下和锁骨上淋巴结	6	3	1	0	

续表

项目	项目总分	操作要求	评分等级及分值				实际得分
			A	B	C	D	
操作后	9	了解患者有无不适,简短交流	5	4	3	0	
		完成检查,做相关记录	4	3	2	0	
操作质量	5	准备描述乳房肿块特点	5	3	1	0	
总计	100						

第五节　临床情景实例与临床思维分析题目

临床情景实例一

患者,女性,45 岁,因"发现左乳肿物 3 个月"就诊。查体:左乳外上象限可扪及大小约 3cm×2cm 肿块,质地稍硬,形状不规则,边界欠清,与皮肤稍粘连,活动度差,无明显压痛,左侧腋窝可扪及一肿大淋巴结,左锁骨上未扪及肿大淋巴结。请予相关诊断及处理。

病理检查回报考虑乳腺癌,下一步如何处理?

临床思维分析:诊断考虑左乳肿块性质待查,乳腺癌可能,行乳腺肿块切除术并送病理＋免疫组化检查。结果考虑恶性,应扩大手术范围行乳腺癌根治术。

临床情景实例二

患者,女性,26 岁,因"发现右乳肿块 1 年"入院。查体:右乳外上象限可扪及一约 2cm×2cm 大小肿块,质稍硬,活动度可,与皮肤无粘连,边界尚清,右侧腋窝及锁骨上均未及肿大淋巴结,患者诉近几日有阴道流血,既往有月经紊乱,请予初步诊断及相关处理。

临床思维分析:诊断考虑乳腺纤维腺瘤,可行手术治疗,但患者有阴道流血,且月经既往不规律,不排除患者正处于经期,因此需观察阴道流血情况或进一步行其他检查确定阴道流血的原因后再考虑择期手术。

临床情景实例三

患者,女性,35 岁,因"发现双乳多发肿物 7 个月"就诊。既往体健。查体:右乳外上、外下象限各扪及大小约 3cm×3cm 肿物,质韧,活动度可,与皮肤无粘连,边界尚清,右侧腋窝及锁骨上均未及肿大淋巴结,左乳内下象限可扪及一大小约 2cm×3cm 肿物,质硬,表面不光滑,活动度差,边界清,与皮肤粘连。拟行左乳腺肿物切除,现已消毒铺巾(标记并显露左侧乳腺肿物),请予以实施。

临床思维分析:

1. 先行乳腺超声检查,协助判断左右乳腺肿块性质。若疑为恶性可能,则切除行病理检查。
2. 患者手术方式及左右侧乳腺肿物切除信息的核对,乳腺肿物切除处理,无瘤原则的掌握。

临床情景实例四

患者,女性,47 岁,因"发现右乳头无痛性血性溢液 3 个月"就诊。查体:右乳乳晕区似可扪及类圆形包块,质软,活动度可,用力挤压肿块可见右侧乳头排出血性分泌物,无压痛,右腋窝及锁骨上均未扪及肿大淋巴结。请予诊断及处理。

临床思维分析:诊断考虑右侧乳管内乳头状瘤,手术切除做病理检查。

临床情景实例五

患者,女性,45 岁,因 "左乳肿块 10 余年" 就诊。诉 10 余年前无明显诱因发现左乳肿块,稍感胀痛,经期疼痛感有明显加重,经期后疼痛可明显缓解。肿块大小近年来无明显变化。查体:左乳外象限可扪及多个大小不等肿块,呈结节状及片状,边界欠清,质地韧,活动度尚可,无明显压痛,左侧腋窝及锁骨上均未扪及肿大淋巴结,请予初步诊断及处理。

临床思维分析:诊断考虑乳腺囊性增生症。做乳腺超声检查协助诊断,首选药物治疗,暂不考虑手术。

(撰写人:逯超　审阅人:刘谨文)

第23章 直肠指诊

第一节 中文教学大纲

一、目的和要求

掌握直肠指诊的操作步骤。

二、学习重点和难点

1. 直肠指诊的体位。
2. 直肠指诊的步骤。
3. 直肠肿物的形态描述。

三、学习内容和要点

1. 直肠指诊的体位。
2. 操作前准备。
3. 操作步骤。
4. 直肠肿物的描述。

四、英语词汇、专业术语

直肠指诊 digital rectal examination
直肠癌 rectal cancer
胸膝卧位 knees to chest position

五、参考资料

姜保国,陈红.中国医学生临床技能操作指南[M].3版.北京:人民卫生出版社,2020.

六、思考题

哪些患者需要做直肠指诊？

第二节 英文教学大纲

I. Learning objectives and requirements

Master the basic steps of digital rectal examination.

II. Key points and difficulties in learning

1. Positions of digital rectal examination.
2. Steps of digital rectal examination.
3. Descriptions of rectal mass.

III. Contents and main points of learning

1. Positions of digital rectal examination.
2. Preparations.
3. Steps of manipulation.
4. Descriptions of rectal mass.

视频 23-1　直肠指诊操作流程

第三节 操 作 流 程

一、临床场景

外科门诊患者李某,男性,50 岁,因肛门坠胀 1 个月,便血 2 周,拟做直肠指诊。

二、用物准备

明亮的检查室,屏风,整洁的检查床。
一次性检查手套 1 盒,凡士林 1 瓶,液状石蜡油 1 瓶,黄色垃圾桶 1 个,卫生纸 1 盒。

三、标准操作流程

1. 医生清洗双手,戴好口罩、帽子,来到患者床旁,核对患者姓名,做简要自我介绍。
"您好,我是 ×× 医生,现在由我来给您做直肠指诊,请不要紧张,尽量配合,如果有不舒服请随时告诉我。"

2. 体位选择。

(1)左侧卧位:左下肢略屈、右下肢屈曲贴近腹部,此体位适用于身体衰弱的患者。

(2)膝胸位:患者跪于检查床,头及前胸紧贴床,臀部抬高,双腿略分开,此体位下患者腹内器官上移,盆腔相对空虚、肛管下垂,直肠显露清楚,示指进入直肠较深,检查易成功。

(3)截石位:适用于双合诊及三合诊检查。患者仰卧、屈髋屈膝、两腿外展。检查者左手做腹部触诊、右手配合行直肠指检,即为双合诊。必要时,可将另一指进入阴道做三合诊,以进一步了解病变部位、器官来源、毗邻关系、范围及活动度。

(4)蹲位:嘱患者脱鞋后蹲在检查床上,然后做屏气排便动作,分别观察屏气前后肛门局部情况,适用于直肠指诊前医生检查有无内痔、混合痔、肛管、直肠或直肠黏膜脱垂等情况。

3. 拉上屏风和窗帘,关好门,全程注意保护患者隐私。戴好检查手套,协助患者取膝胸位。男性医生检查女性患者时,需要有一位家属或者女性护士陪同。

"你好,请脱掉鞋子,跪在检查床上,然后脱下裤子到膝盖上方。头及前胸紧贴床,臀部抬高,双腿略分开。请不要紧张,现在我们开始检查。"

4. 观察肛门及周围皮肤有无红肿、肿块、裂痕、分泌物、黏液等。

5. 医生右手示指的指套充分涂抹凡士林或石蜡油,左手放在患者左腰部,环形触诊肛门及邻近皮肤,感受有无病变,同时按摩肛门括约肌使其放松,然后示指于肛门上方由上至下轻柔、缓慢滑入肛管内,注意肛门括约肌的松紧度。此时患者会有不适或疼痛感,医生应嘱患者放松,深呼吸,并告知患者感到不舒服是正常的,请继续配合检查。

6. 保持右手大拇指翘起,与示指呈"八"字形,用以指示示指触诊的大致方向。继续环周触诊肛管直肠肠腔,并于膝胸位 12 点钟方向直肠后壁触及一个直径约为 2cm 质硬肿块,活动度可,中央凹陷,周围不规则隆起,根部环绕肠壁约 1/3 圈。

7. 示指顶住肿块下极,大拇指弯曲紧贴示指肛缘平面做定位标记。缓慢退出手指,估算大拇指指尖离示指指尖的距离,约 5cm。同时观察指套有无血染。

8. 使用卫生纸擦拭肛周皮肤,然后脱去手套,协助患者整理衣物,清洁双手,向患者交代检查情况。

9. 书写直肠指诊记录:可于膝胸位 12 点钟方向直肠后壁触及一个直径约为 2cm 质硬肿块,活动度可,中央凹陷,周围不规则隆起,根部环绕肠壁约 1/3 圈,下极距离肛缘约 5cm,指套血染。

第四节 评 分 标 准

项目	项目总分	操作要求	评分等级及分值				实际得分
			A	B	C	D	
仪表	3	穿工作服、穿戴整齐	3	2	1	0	
操作前准备	16	医生清洗双手,戴好口罩、帽子,核对患者姓名,简要自我介绍	3	2	1	0	
		交代检查目的,戴检查手套	3	2	1	0	
		协助患者摆好体位	5	3	1	0	
		准备屏风,注意保护隐私,女性患者需要一位家属或者女性护士陪同	5	3	1	0	
操作过程	47	观察肛门及周围皮肤有无红肿、肿块、裂痕、分泌物、黏液等	3	2	1	0	
		环形触诊肛门及邻近皮肤,感受有无病变,同时按摩肛门括约肌使其放松	3	2	1	0	

续表

项目	项目总分	操作要求	评分等级及分值				实际得分
			A	B	C	D	
操作过程		然后示指于肛门上方由上至下轻柔、缓慢滑入肛管内,注意肛门括约肌的松紧度	6	4	2	0	
		嘱患者放松,安抚情绪	3	2	1	0	
		保持右手大拇指翘起,与示指呈"八"字形,继续环周触诊肛管直肠肠腔	6	4	2	0	
		示指顶住肿块下极,大拇指弯曲紧贴示指肛缘平面做定位标记	8	5	3	0	
		缓慢退出手指,估算大拇指指尖离示指指尖的距离,约 5cm	12	8	4	0	
		观察指套有无血染	3	2	1	0	
		脱去手套,协助患者整理衣物完成检查,清洁双手,向患者交代检查情况	3	2	1	0	
操作后	30	书写记录	3	2	1	0	
		膝胸位 12 点直肠后壁	5	3	1	0	
		直径约为 2cm 质硬肿块	5	3	1	0	
		活动度可	3	2	1	0	
		中央凹陷,周围不规则隆起	5	3	1	0	
		根部环绕肠壁约 1/3 圈	5	3	1	0	
		下极距离肛缘约 5cm,指套血染	4	2	1	0	
人文关怀	4	人文关怀	4	2	1	0	
总计	100						

第五节　临床情景实例与临床思维分析题目

临床情景实例一

患者,男性,32 岁,因"间断大便带血 5 年"就诊。既往体健。查体:胸膝位直肠指诊 12 点可见痔脱出,表面黏膜糜烂充血,触之易出血,指诊范围内未触及明显肿块。请对患者进行相关处理。

临床思维分析:诊断考虑混合痔脱出并出血。若患者痔核脱出频繁或出血量大,表明有手术治疗指征。

临床情景实例二

患者,男性,45 岁,"发现间断大便带血 2 周"就诊,最近食欲差,消瘦,腹胀伴排便里急后重,既往有糖尿病病史。查体:胸膝位直肠指诊 3~9 点距离齿状线约 3cm 处可触及质硬肿块,活动度差,指套血染。请对患者进行相关处理。

临床思维分析:诊断考虑直肠恶性肿瘤,应完善肠镜和盆腔 MRI 检查等,明确诊断,评估是否具备手术指征。

临床情景实例三

患者,女性,25 岁,因"大便时肛门疼痛 2 周"入院。既往有便秘史。查体:胸膝位直肠指诊 12 点可见肛缘皮肤小裂口,并可见前哨痔,因患者疼痛,未进一步行直肠指诊。请对患者进行相关处理。

临床思维分析:考虑肛裂合并前哨痔,评估肛裂创面新鲜程度,若为慢性肛裂,则可考虑手术治疗,注意有无合并肛乳头肥大。新鲜肛裂一般予以局部药物涂擦、软化大便、多饮水等对症支持治疗。

临床情景实例四

患者,男性,66 岁,有肝硬化病史。1 天前大便后出现肛门流血,呈持续性,量中等。查体:直肠指诊可见肛门环状痔脱出,色暗红,黏膜糜烂质脆。腹部 CT 提示肝硬化、脾大、门脉高压症。请对患者进行相关处理。

临床思维分析:诊断考虑肝硬化失代偿期门脉高压症,痔出血。局部予以凡士林包裹肛管填塞压迫止血,做血常规、肝肾功能、凝血功能等检查,积极治疗门脉高压症,后期病情稳定后可考虑内痔硬化剂注射以减少出血风险。

(撰写人:贾凌威　审阅人:高纯)

第24章 四肢骨折现场急救外固定术

第一节　中文教学大纲

一、目的和要求

1. 稳定骨折断端,防止骨折断端移位。
2. 缓解疼痛,减少出血,便于搬运。

二、学习重点和难点

1. 骨折固定的基本原则。
2. 常见骨折的固定方法。

三、学习内容和要点

1. 各种骨折固定器材的使用方法,最常见的如绷带、三角巾、夹板等。
2. 三角巾使用常见方法及骨折的夹板固定。

四、英语词汇、专业术语

固定术 fixation
功能位 functional position
石膏绷带 plaster bandage
夹板 splint

五、参考资料

[1] 姜保国,陈红.中国医学生临床技能操作指南[M].3 版.北京:人民卫生出版社,2020.
[2] 陈孝平,汪建平,赵继宗.外科学[M].9 版.北京:人民卫生出版社,2018.

六、思考题

1. 骨折固定的适应证。
2. 骨折固定的并发症及处理措施。

第二节　英文教学大纲

I. Learning objectives and requirements

1. Stabilize the fracture end and prevent the displacement of fracture end.
2. Relieve pain, reduce bleeding, easy to carry.

II. Key points and difficulties in learning

1. Basic principles of fracture fixation.
2. Fixation methods of common fractures.

III. Contents and main points of learning

1. The use of various fracture fixation equipment, the most common such as bandage, triangular towel, splint, etc.
2. Common usage of triangle towel and small splint fixation of fracture.

视频 24-1　小夹板固定操作流程

第三节　小夹板固定操作流程

一、临床场景

患者肖某,男性,27 岁,外伤致左上臂疼痛伴活动障碍2h。查体提示:左肱骨干骨折。复位成功后,拟行左上臂小夹板固定。

二、用物准备

1. 帽子、口罩。
2. 夹板(厚度 3~4mm)、绷带、绵纸、胶布、捆扎布带、三角巾。

三、标准操作流程

1. 戴好帽子、口罩。

2. 清点及准备器械(口述)。

3. 核对患者姓名,与患者简短交流。

"您好,我是急诊医师,请问您是××吗?因为病情需要,准备给您进行左肱骨小夹板固定,过程中可能会造成一定的不适,请您配合。请您坐直,全身放松。"

4. 患者坐位,用绷带测量左侧肱骨大结节水平至肘关节的前、后和外侧的长度,再测量腋窝至肘关节内侧的长度。

5. 根据测量的长度选择合适的夹板,分为前、后、内、外侧夹板。

6. 将绵纸叠加成为长 6~10cm,宽 4~8cm,厚 1.5~4.0cm 的固定垫。

7. 根据骨折成角的情况,将固定垫用胶布固定在夹板上,一块固定垫放在成角处,另两块放在对侧的近远端,用绷带缠包夹板。

8. 在患者左侧上臂包内衬绷带,2~3 层,对患肢皮肤进行适当保护,绷带缠包不可过紧。

9. 将四块夹板一次性放置于患肢四周,由助手扶托稳固。

10. 捆扎布带,先扎骨折端部位的一条(即中段),然后向两端等距离捆扎 4~6 道布条,松紧度以布带能上、下移动 1cm 为准。

11. 布带捆扎完毕后,检查患肢末端的血液循环及感觉情况,向患者告知一周内每天数次观察肢体血液循环和布带松紧度,2~3 周后仍需每天至少观察一次。必要时调整。(口述)

12. 屈肘 90° 位用三角巾悬吊患肢。

13. 记录操作日期及操作人(口述)。

14. 清理器械及操作场所。

"操作完了,谢谢您的配合,感觉还好吗?请您再行 X 线拍片复查,有任何不适随时告诉医生,我们好为您进行适当的调整。"

视频 24-2　石膏托固定操作流程

第四节　石膏托固定操作流程

一、临床场景

患者粟某,男性,23 岁。外伤致左踝关节疼痛伴活动障碍 3h。查体提示:左胫腓骨远端骨折。复位成功后,拟行左下肢石膏托固定。

二、用物准备

1. 帽子、口罩、一次性乳胶手套。
2. 肥皂水、剪刀、石膏绷带卷、绷带、棉卷、水桶、清水、布巾、颜色笔、三角巾。

三、标准操作流程

1. 戴好帽子、口罩、手套。
2. 清点及准备器械(口述)。

3. 核对患者姓名、床号，与患者简短交流。

"您好，我是急诊医师，请问您是 ×× 吗？因为病情需要，准备给您进行左下肢石膏夹板固定，过程中可能会造成一定的不适，请您配合。请您坐直，全身放松。"

4. 用肥皂水洗净患肢。

5. 患者坐位，用绷带测量左下肢石膏条长度，由腓骨小头下 2cm 至足跟部，然后至远端足趾远端 1cm。

6. 根据测量的长度用 12cm 宽石膏绷带卷制成厚 14~16 层的石膏条。

7. 将制好的石膏条放入水桶中用清水浸泡 1~2min，直至不再有气泡产生，双手握住石膏条两端取出，向中间轻轻对挤，放到事先准备好的布巾上抹平，垫上适当长度和厚度的棉卷。

8. 由助手将踝关节固定于背伸 90° 位，小腿中立位，患肢骨突处予棉垫保护，手持石膏两端，将其放置于患肢后侧，调整石膏位置合适后，将石膏轻轻按压，使其与肢体表面相贴附，绷带自肢体远端向近端环形缠绕，不能扭转，后一次与前一次缠绕重叠 1/3，松紧度合适。

9. 维持固定位置直至石膏凝固，再用绷带加固 1、2 层，用颜色笔在上面注明日期及诊断。

10. 检查患肢末端的血液循环及感觉情况（口述）。

11. 患肢功能位放置。

12. 记录操作日期及操作人（口述）。

13. 清理器械及操作场所。

"操作完了，谢谢您的配合，感觉还好吗？请您再行 X 线拍片复查，有任何不适随时告诉医生，我们好为您进行适当的调整。"

第五节　小夹板固定操作评分标准

项目	项目总分	操作要求	评分等级及分值				实际得分
			A	B	C	D	
仪表	3	工作衣帽及口罩，穿戴整齐	3	2	1	0	
操作前准备	6	检查所需物品（口述）	3	2	1	0	
		核对患者姓名，与患者简短交流	3	2	1	0	
操作过程	78	测量患肢长度	6	4	2	0	
		选择合适的夹板	6	4	2	0	
		制作固定垫	9	6	3	0	
		将固定垫固定在合适的位置	9	6	3	0	
		用绷带缠包夹板	6	4	2	0	
		在患侧肢体包内衬绷带	9	6	3	0	
		将四块夹板一次性放置于患肢四周	9	6	3	0	
		捆扎布带	12	8	4	0	
		检查患肢末端的血液循环及感觉情况	6	4	2	0	
		屈肘 90° 位用三角巾悬吊患肢	6	4	2	0	
操作后	9	记录操作日期及操作人（口述）	3	2	1	0	
		清洁器械及操作场所	3	2	1	0	
		了解患者有无不适，简短交流	3	2	1	0	
操作质量	4	操作时间 15min	4	2	1	0	
总计	100						

第六节　石膏托固定操作评分标准

项目	项目总分	操作要求	A	B	C	D	实际得分
仪表	3	工作衣帽、口罩及手套,穿戴整齐	3	2	1	0	
操作前准备	6	检查所需物品(口述)	3	2	1	0	
		核对患者姓名,与患者简短交流	3	2	1	0	
操作过程	78	用肥皂水洗净患肢	6	4	2	0	
		测量左侧下肢石膏条长度	6	4	2	0	
		用石膏绷带卷制成厚 14 层的石膏条	6	4	2	0	
		清水浸泡石膏条、抹平	12	8	4	0	
		石膏条垫上棉卷	6	4	2	0	
		将踝关节固定于背伸 90° 位,小腿中立位	12	8	4	0	
		手持石膏两端,将其放置于患肢后侧,调整石膏位置合适后,将石膏轻轻按压,使其与肢体表面相贴附	6	4	2	0	
		绷带自肢体远端向近端环形缠绕,不能扭转,后一次与前一次缠绕重叠 1/3,松紧度合适	6	4	2	0	
		维持固定直至石膏凝固,再用绷带加固 1~2 层,用颜色笔在上面注明日期及诊断	6	4	2	0	
		检查患肢末端的血液循环及感觉情况	6	4	2	0	
		患肢功能位放置	6	4	2	0	
操作后	9	记录操作日期及操作人(口述)	3	2	1	0	
		清洁器械及操作场所	3	2	1	0	
		了解患者有无不适,简短交流	3	2	1	0	
操作质量	4	操作时间 20min	4	2	1	0	
总计	100						

第七节　临床情景实例与临床思维分析题目

临床情景实例一

患者,女性,34 岁。车祸伤致左小腿疼痛、肿胀畸形明显,中段可触及骨擦音,身体其他部位并无异常。你正好在现场,请实施现场处理。

临床思维分析：患者车祸伤致左小腿肿胀畸形，中段可触及骨擦音，考虑为小腿胫腓骨骨折，可通过查体进行初步诊断。应给予初步复位，然后利用木板行骨折外固定。固定时应注意松紧度，防止产生左小腿骨筋膜室综合征，防止固定时腓骨头卡压，损伤腓总神经。

临床情景实例二

患者，女性，51岁，跌倒时左手掌着地，致左前臂疼痛、肿胀、畸形伴活动受限，查体左前臂中段有骨擦音及假关节活动。请实施现场处理。

临床思维分析：患者跌倒致左前臂外伤，中段有骨擦音及假关节活动，考虑为左尺桡骨骨折。应给予初步复位，再用夹板置于前臂四侧，然后固定腕、肘关节，用三角巾将前臂屈曲悬吊于胸前，用另一条三角巾将伤肢固定于胸廓。前臂固定不应过紧，防止出现骨筋膜室综合征。

临床情景实例三

患者，女性，59岁，因摔伤致左腕关节疼痛、肿胀、活动受限，左侧腕关节呈餐叉样畸形。身体其他部位并无异常。请你实施现场处理。

临床思维分析：患者左侧腕关节外伤呈餐叉样畸形，考虑为左侧 Colles 骨折，Colles 骨折为人体最常发生的骨折之一，占所有骨折的 10%，以成年人居多。腕关节应给予初步复位后，于轻度屈曲尺偏位石膏固定。

临床情景实例四

患者，男性，32岁，因车祸伤致右大腿疼痛伴活动受限。右大腿中段肿胀、变形且无法活动，桡动脉搏动 120 次 /min，神志清楚，右足背动脉搏动正常，身体其他部位尚无异常但皮肤湿冷。请你实施现场处理。

临床思维分析：患者车祸伤致右大腿肿胀畸形，考虑为右股骨中段骨折。应给予初步复位后，用布条或三角巾将双下肢绑在一起，在膝关节、踝关节及两腿之间的空隙处加衣服或棉垫。患者桡动脉搏动 120 次 /min，皮肤湿冷，可能和骨折后骨折端出血较多有关，固定后尽快送医院，防止失血性休克。

临床情景实例五

患者，男性，28岁，因参加朋友婚宴时与同事掰手腕不慎致右上臂受伤、疼痛、肿胀、畸形，右上臂中段可扪及骨擦感，右腕关节及拇指不能背伸，虎口区域感觉麻木，末梢感觉及血运可，余肢体无特殊异常。请给予该患者现场处理。

临床思维分析：该患者考虑为右肱骨中段骨折，因有桡神经症状，可能合并桡神经损伤。现场应对右上肢外固定，防止神经进一步损伤。可将两块木（纸）板分别放在骨折上臂的内外两侧，用三角巾将上下两端固定，前臂用另一条三角巾屈肘关节 90° 悬吊。若无夹板固定，可用三角巾先将上臂固定于躯干上，然后用另一条三角巾将前臂屈 90° 悬吊于胸前。确诊后应行骨折切开复位内固定术，视具体情况决定是否行桡神经探查术。

（撰写人：张伟凯　审阅人：康皓）

第25章 脊柱损伤搬运

第一节 中文教学大纲

一、目的和要求

1. 掌握脊柱损伤搬运的原则。
2. 熟悉头锁、头肩锁、双肩锁、头胸锁、头背锁、胸背锁等徒手固定方法。
3. 熟悉颈托的使用方法。

二、学习重点和难点

1. 重点 脊柱损伤搬运的原则。
2. 难点 徒手固定方法。

三、学习内容和要点

1. 头锁、头肩锁、双肩锁、头胸锁、头背锁、胸背锁等徒手固定方法。
2. 颈托的使用。
3. 脊柱损伤的搬运。

四、英语词汇、专业术语

头肩锁 head and shoulder grip

五、参考资料

[1] 姜保国,陈红.中国医学生临床技能操作指南[M].3 版.北京:人民卫生出版社,2020.
[2] 陈孝平,汪建平,赵继宗.外科学[M].9 版.北京:人民卫生出版社,2018.

六、思考题

1. 脊柱损伤伤员在搬运过程中的注意事项有哪些?

2. 简述脊柱损伤搬运的原则。

3. 搬运颈椎损伤患者的头部时应注意什么？

第二节　英文教学大纲

I. Learning objectives and requirements

1. Master the principles of caring and transferring of the patient with spinal injury.

2. Be familiar with head grip, head and shoulder grip, double shoulder grip, head and chest grip, head and back grip and other free-hand fixing methods.

3. Be familiar with the use of cercival collar.

II. Key points and difficulties in learning

1. Key points　Principles of caring and transferring of the patient with spinal injury.

2. Difficulties　Free-hand fixing method.

III. Contents and main points of learning

1. Free-hand methods such as head grip, head and shoulder grip, double and shoulder grip, head and chest grip, head and back grip and chest and back grip.

2. Usage method of cercival collar.

3. Caring and transferring of the patient with spinal injury.

第三节　操 作 流 程

一、临床场景

患者系一位建筑工人,45 岁,不慎从 6m 高处跌下,呈俯卧位,诉颈部疼痛,四肢不能移动,神志清楚,你正好在现场,请你实施脊柱损伤的搬运(在医学模拟人上操作)。

二、用物准备

就地取材:颈托、硬担架(如转运担架或木板、门板等),固定系带(如软布条、绷带等),柔软填充物(如毛巾、棉垫、海绵等)。

操作人员:4 人操作分别为术者、一助、二助、三助。

三、特殊手法介绍

头背锁:患者呈俯卧位需固定头颈时,操作者双膝跪于伤者身旁,一手肘关节弯曲,前臂贴于脊柱,手掌固定于头枕部,另一手肘关节固定于地面或膝上,其余手掌固定于头额顶部。(图 25-1)

头胸锁:患者呈仰卧位需固定头颈时,操作者双膝跪于伤者身旁,一手肘关节屈曲,以肘关节固定于胸骨,拇指及其余四指分别固定于双侧颧骨。另一手肘关节固定于地面或膝上,拇指及其余四指分别固定于额部两侧。(图 25-2)

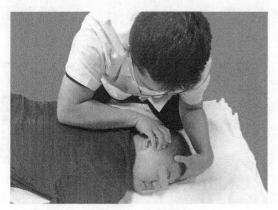

图 25-1　头背锁

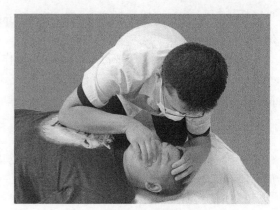

图 25-2　头胸锁

　　头锁：需上下移动或牵引头部时，操作者双膝跪于伤者头侧，肘关节固定于地面或膝上，四指自然分开分别捉住头颞部两侧而不覆盖耳朵，双手拇指固定于前额。（图 25-3）

　　头肩锁：以向操作者右侧翻转为例。当需翻转伤者时，操作者跪于伤者头侧，右肘关节固定于操作者右侧大腿，右手掌托于患者肩后，拇指固定于肩前。左手四指自然分开，挤于另一侧头颞部，拇指固定于前额。（图 25-4）

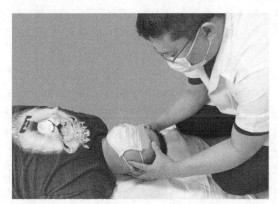

图 25-3　头锁

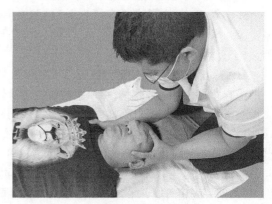

图 25-4　头肩锁

　　胸背锁：伤者侧卧或坐位下需固定头颈时，操作者前臂垂直贴于伤者背部，以肘关节为支点固定伤者，手掌分开固定于伤者头枕部，另一手肘关节支点贴于前胸，前臂垂直，手腕屈曲，拇指及其余四指分别固定于双侧颧骨或下颌，注意不要覆盖口鼻。（图 25-5）

　　双肩锁：仰卧位患者需移动时固定颈部，操作者跪于伤者头侧，双手掌打开，掌心向上托于伤者肩后，双手拇指向上固定于肩部前方，手肘离地，抓紧肩部同时两手臂平行夹住头部两鬓处。（图 25-6）

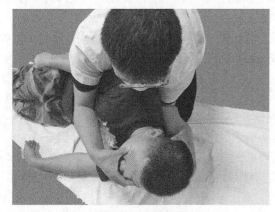

图 25-5　胸背锁

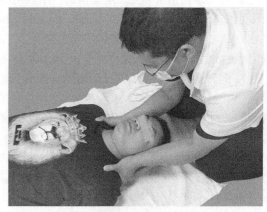

图 25-6　双肩锁

需要注意,除双肩锁外,各种锁法操作者肘部须有支点固定。在下一步未锁定时,上一步的锁定不得解开。

双臂交叉平推法:用于平行推移患者时,操作者跪于伤者一侧,双手扶住对侧肘部,双侧前臂平行支于地面,协同平推患者。(图 25-7)

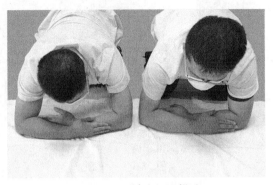

图 25-7　双臂交叉平推法

四、标准操作流程

1. 准备工作　整齐着装,戴手套及口罩。观察确定周围环境安全,了解可用物品。

2. 伤情判断及关怀　一助以头背锁固定患者,并报告已固定。术者与患者简短交流:自我介绍,判断神志,询问受伤情况及全身情况,有无躯体感觉运动障碍等截瘫表现。了解患者的体位及有无移动风险,安抚患者并嘱患者勿移动。

"……您好,我是帮助您的医生,请问您现在有哪里不舒服么?"

"……我知道您一定非常痛苦,但请您不要尝试做任何移动,我们会把您安全送到医院。"

"……稍后我们会搬动您,可能会有疼痛,我们会尽量轻柔,但还需要您的配合。"

3. 分配工作　术者初步判断患者为"颈椎损伤"并分配工作,助手就地取材,准备颈托、硬担架、固定系带等。术者位于患者头侧,一、二、三助分别位于患者一侧肩部、腿部及对侧腰部。三助将系带固定于担架,放于一侧备用。

4. 协同改变患者体位至侧卧位　术者以头肩锁固定头颈部后报告已固定,一助确认后解锁头背锁。一助检查背部及双上肢伤情,将双上肢放置于身体两侧,两手分别抓住对侧肩、髋部,报告翻身准备完毕。二助检查骶髂部及双下肢伤情,将双下肢叠放,分别抓握伤者对侧手腕及膝部,报告翻身准备完毕。术者口令指挥,一、二助协助将伤者翻向自己成侧卧位。翻转过程中要保持同轴性移动。二助扶持髋部及下肢,一助以胸背锁固定,并报告已固定。术者松开头肩锁。

5. 协同改变患者体位至仰卧位　术者换手再次于另一侧以头肩锁固定,报告已固定。一助松开胸背锁,与二助一同稍后退。术者口令指挥,一、二助同步翻转伤者成仰卧位。一助再次以头胸锁固定,并报告已固定。

6. 调整颈部位置　术者松开头肩锁,改行头锁并报告已固定。一助松开头胸锁,并将手指沿喉部滑动至胸骨中线做中线参考指引,术者牵引并轻转头部保持鼻尖对准中线。

7. 佩戴颈托　术者持续以头锁固定并适当牵引。一助以手指法进行颈部测量:拇指垂直于手掌与示指形成平面,拇指置于下颏,测量下颏平面与肩峰的颈部高度。选择合适型号颈托,调整并放置颈托,固定。

8. 再次检查伤情并处理危重情况　术者持续头锁固定并适当牵引。一助行头、颈、上肢、胸、腹、骨盆及下肢检查并向术者报告。术者需根据一助检查情况判断需立即开始的其他操作。三助配合测量血压,并在必要时建立监护、气道管理、静脉通道等。二助根据伤情配合一助完成肢体的止血、包扎、固定等。检查完毕后一助重新以头胸锁固定并报告已固定,术者松开头锁固定。

9. 翻转至担架　术者改行头肩锁并报告已固定。一助解锁,两手分别抓住伤者对侧肩、髋部。二助抓住伤者对侧手腕、膝部。术者持续头肩锁固定并口令指挥,一、二助同步将伤者翻转向自己成侧卧位。注意翻转过程中保持同轴性移动。三助协助将担架对准伤者背侧,调整上下位置。术者口令指挥下,一、二助同步将伤者搬回仰卧位并置于担架上。一助再次行头胸锁固定并报告,术者松开头肩锁固定。

10. 调整患者位置　术者改行双肩锁固定并报告已固定。一、二助双臂叠放,三助扶持担架。术者口令指挥,将伤者平推至担架中央。当需上下调整时,术者持续双肩锁固定,一、三助分别把持双侧腋窝,二助把持骨盆,同步上下移动。

11. 担架系带固定　一助行头胸锁固定并报告,术者松开双肩锁固定改行头锁固定并报告已固定。

一助松开头胸锁固定,协同担架系带固定,一般需要5处系带固定:①头颈;②胸、上臂;③腰部、前臂或手腕;④髋或大腿;⑤小腿或踝。注意松紧适宜,空隙处及骨突处以软布填充、隔开,避免系带直接接触皮肤。一助行头胸锁固定,报告。头部约束固定后方可解除头颈部的手法锁定。注意检查约束带牢靠及松紧度。

12. 转运患者 再次询问患者情况,判断有无搬运时继发损伤。同步平行抬起担架,转运患者。

第四节 评 分 标 准

项目	项目总分	操作要求	评分等级及分值				实际得分
			A	B	C	D	
仪表	3	工作衣帽及口罩、手套,穿戴整齐	3	2	1	0	
操作前准备	10	确认周围环境安全	2	1	0.5	0	
		一助以头背锁固定患者并报告	2	1	0.5	0	
		与患者简短交流,自我介绍并安抚患者	2	1	0.5	0	
		询问受伤情况及全身情况,嘱患者勿移动	2	1	0.5	0	
		术者分配工作,并就地取材准备物品	2	1	0.5	0	
操作过程	72	协同改变患者体位由俯卧位至侧卧位:术者以头肩锁固定,一助抓住肩、髋,二助抓住腕、膝,同轴性翻转	6	4	2	0	
		一助以胸背锁固定伤者头颈部,术者换手重新以另一侧头肩锁固定伤者头颈部	6	4	2	0	
		协同改变患者体位由侧卧位至仰卧位:在术者指挥下,一二助协助下,同轴性翻转伤者为仰卧位,一助以头胸锁固定	6	4	2	0	
		调整颈部位置:术者改行头锁固定,一助以手指指定胸骨中线做参考,术者以头锁牵引并轻转头部保持鼻尖对准中线	6	4	2	0	
		佩戴颈托:术者持续以头锁适当牵引。一助以手指法进行颈部测量,选择合适型号颈托,调整并放置颈托,固定	6	4	2	0	
		再次检查伤情并处理危重情况:术者持续头锁牵引,一助行简单全身检查,助手配合完成血压测量(口述),必要时建立监护、气道管理、静脉通道,以及止血、包扎、固定(口述)。检查完毕后一助重新头胸锁固定	6	4	2	0	
		翻转至担架:术者以头肩锁固定,同步、同轴性将伤者翻转至担架上。一助以头胸锁固定	6	4	2	0	
		调整患者位置:术者以双肩锁固定,一、二助以双臂交叉平推法进行水平位置调整	5	3	1	0	
		(如需要时)术者以双肩锁固定,助手把持腋窝进行上下位置调整	5	3	1	0	
		担架系带固定,一般需要5处系带固定:①头颈;②胸、上臂;③腰部、前臂或手腕;④髋或大腿;⑤小腿或踝	5	3	1	0	

续表

项目	项目总分	操作要求	评分等级及分值				实际得分
			A	B	C	D	
操作过程		固定过程中保持头颈部手法固定直至头部固定完成	5	3	1	0	
		空隙填塞,并以软布隔离骨突	5	3	1	0	
		再次检查固定牢靠,松紧适宜	5	3	1	0	
操作后	5	再次和患者简短交流,询问情况	2	1	0.5	0	
		操作人员同步、平行抬起担架	3	2	1	0	
操作质量	10	动作协调平稳,操作熟练	2	1	0.5	0	
		分工合理,配合默契	2	1	0.5	0	
		锁定手法正确	4	2	1	0	
		体现人文关怀	2	1	0.5	0	
扣分项目		头颈部锁定不连续,每次扣 2 分	每次扣 2 分				
		头颈部坠落一次扣 10 分	每次扣 10 分				
		肢体坠落一次扣 5 分	每次扣 5 分				
		搬动过程躯干发生扭转、屈伸等,每一次扣 5 分	每次扣 5 分				
		伤者坠落扣 50 分	每次扣 50 分				
总计	100						

第五节　临床情景实例与临床思维分析题目

临床情景实例一

患者系一位建筑工人,男性,45 岁,不慎从 5m 高处跌下,你正好在现场,请你实施伤患的搬运。

临床思维分析:患者系高处坠落伤,应考虑到脊柱损伤可能,当查体不明确或不能配合时(即题干未给出提示)均要按照存在脊柱损伤的原则进行转运。

临床情景实例二

患者,女性,42 岁,自诉从约 4m 高处不慎跌下,双足着地,即感腰背部疼痛伴双下肢感觉运动丧失。查体见腹股沟以下感觉消失,肌张力下降,肌力 0 级,左小腿畸形,右足跟青紫明显,未见明显活动性出血。请你实施伤患的搬运。

临床思维分析:患者系高处坠落伤,出现腰痛并双下肢感觉运动障碍,考虑胸腰椎骨折可能,合并脊髓神经损伤。同时左小腿畸形及右足跟青紫应考虑到左胫骨骨折、右跟骨骨折可能。应以夹板或石膏行骨折临时固定,而后按照存在脊柱损伤的原则进行转运。

临床情景实例三

患者,男性,50 岁,从 3m 高处不慎坠落,头部着地,即感颈部疼痛伴四肢感觉运动丧失。查体:生命体征尚稳定,双上肢感觉消失,右手屈指肌力 2 级,伸肘 1 级,左上肢肌力 0 级。双下肢感觉丧失,左臂可见一长约 10cm 皮肤裂伤,渗血明显。请你实施伤患的搬运。

　　临床思维分析：患者系坠落伤，头部着地，颈部疼痛伴四肢感觉运动障碍考虑颈椎损伤可能，应检查肩关节外展肌力以评估膈肌肌力水平，以助决定早期气管插管可能性。左上臂皮肤裂伤伴渗血，考虑静脉或毛细血管出血，予以加压包扎止血。处理后按颈椎损伤的原则进行转运。

临床情景实例四

　　患者，男性，50 岁，从 3m 高处不慎坠落，头部着地，即感颈部疼痛伴四肢感觉运动丧失。查体：生命体征尚稳定，双上肢感觉消失，双上肢肌力 0 级，肩关节外展 2 级。双下肢感觉丧失，在实施转运过程中出现面部发绀，监护仪显示血氧饱和度进行性下降、心率增快，意识丧失，请你予以急救处理。

　　临床思维分析：患者系坠落伤，头部着地，颈部疼痛伴四肢感觉运动障碍考虑颈椎损伤可能，肩关节外展肌力下降提示高位脊髓损伤，且有呼吸肌无力。转运中面部发绀，血氧饱和度下降、心率增快提示呼吸抑制、膈肌麻痹可能。应立即就地进行急救，予以气管插管辅助通气，建立静脉通道并予大剂量甲基强的松龙冲击治疗，注意维持生命体征。同时积极联系脊柱外科进行手术准备。

临床情景实例五

　　患者系一位建筑工人，35 岁，工友代诉触电后从 6m 高处跌下，呼之不应，你正好在现场，请你实施急救和伤患的搬运。

　　临床思维分析：患者电击伤合并高处坠落伤，应立即断电、脱离危险环境，立即识别患者是否发生呼吸心搏骤停，若发生则应立即启动急救程序，呼救、指挥在场人员拨打 120 急救电话并就近准备除颤仪、气管插管、静脉输液等急救物品，立即进行心肺复苏。当患者心肺复苏成功后应检查电击进出伤口，视情况予以包扎。考虑到高处坠落伤应注意脊柱损伤可能，当查体不明确或不能配合时要按照存在脊柱损伤的原则进行转运。

（撰写人：张津铭　审阅人：康皓）

第26章 开放性伤口的止血包扎

第一节 中文教学大纲

一、目的和要求

1. 快速有效地控制开放性伤口的外出血,减少血容量丢失,避免休克发生。
2. 保护开放性伤口,减少污染的同时进行有效止血,同时行患肢(处)固定,减轻疼痛。
3. 掌握断肢(指)的临时处理方法。

二、学习重点和难点

1. 创伤急救的基本原则。
2. 常见的止血方法及操作过程;全身各处开放性伤口的包扎方法及操作过程;断肢(指)的临时处理方法。

三、学习内容和要点

1. 创伤急救止血技术,止血带的使用原则。
2. 创伤急救包扎技术。

四、英语词汇、专业术语

止血法 hemostasis
止血带 tourniquet
绷带 bandage

五、参考资料

[1] 姜保国,陈红.中国医学生临床技能操作指南[M].3 版.北京:人民卫生出版社,2020.
[2] 陈孝平,汪建平,赵继宗.外科学[M].9 版.北京:人民卫生出版社,2018.
[3] 马可,夏志洁,刘明华,等.止血带的急诊应用专家共识[J].中华急诊医学杂志,2020,29(06):

773-779.

六、思考题

1. 常见止血方法的并发症有哪些？如何预防？
2. 简述断肢（指）临时处理的方法与目的。

第二节　英文教学大纲

I. Learning objectives and requirements

1. Quickly and effectively control external bleeding from open wounds, reduce blood volume loss, and avoid shock.

2. Protect open wounds, effectively stop bleeding while reducing pollution, and fix the affected limb (place) to relieve pain.

3. Grasp the temporary treatment methods for severed limbs (finger).

II. Key points and difficulties in learning

1. Basic principles of trauma first aid.

2. Common methods and procedures for hemostasis method; bandaging methods and procedures for open wounds throughout the body; temporary treatment methods for severed limbs (fingers).

III. Contents and main points of learning

1. Trauma emergency hemostatic technology, the principle of using tourniquet.

2. Trauma emergency bandaging technology.

视频 26-1　开放性伤口的止血包扎操作流程

第三节　操　作　流　程

一、临床场景

患者蒋某，男性，41 岁。在家具厂上班时左手腕不慎被电锯割伤，左腕离断，现场工友已进行简单压迫等止血，但效果一般。你和助手作为 120 急救人员，根据现场提供的器材，进行紧急处理。

二、用物准备

口罩，帽子，携带有急救箱（利多卡因、阿托品、肾上腺素、地塞米松、血压计、温度计、小纱布数包、棉垫数包、弹力绷带数包、普通绷带数包、布条式止血带、三角巾、胶带);另有气压止血带(可手动加压,含上下肢不同规格),大号标本袋数个,泡沫箱(内含冰块)

三、标准操作流程

1. 与患者或目击者简短交流(询问受伤情况及全身情况,消除患者紧张恐惧情绪,争取患者配合)。

"您好,我们是120急救医生××,迅速观察患者意识反应(可口述),接下来由我来给您进行伤口处理,请您保持镇静,不要紧张,配合我们的操作。"

2. 与助手一起进行伤肢的止血。指导助手使用一只手握住伤员的腕部将患肢外展外旋,另一只手用拇指在上臂上1/3肱二头肌内侧沟搏动处,向肱骨方向垂直用力压迫;将纱布或毛巾放置在上臂上1/3处,以左手拇指、示指及中指拿好橡皮管止血带的一端。

(1)布条式止血带的使用:拉紧止血带围绕肢体缠绕一周,然后使用笔杆或者叩诊锤(小木棍等长条形硬物)旋绞固定。以断端停止出血为度。止血带每1h松开10min,再次应用需更换部位,记录止血带使用时间。

注意事项(可口述):布条式止血带仅适用于没有其他制式止血带的紧急情况时使用,以皮带、领带、衣袖、床单等快速制成条状使用。缺点是没有弹性,使用时压力不均匀,易松开脱落,单独使用很难真正达到止血目的,需要与绞杆配合使用,以达到彻底止血目的。

(2)手动气压止血带:将气压止血带放置患者上臂近端1/3处,将止血带固定牢固后,加压至止血带压力不高于40kPa(300mmHg),一般上肢压力设置通常高于收缩压100mmHg,压力多在250~300mmHg,直至断端停止出血即可,原则上尽量缩短止血带使用时间,最长不超过120min,最好每1h放气10min,连续使用止血带不超过4~5h,压力过大或时间过长可导致永久性神经损伤、肌肉损伤、血管损伤和皮肤坏死等,再次应用时需改变位置。

注意事项(适用于所有类型止血带):止血带不适用于躯干和颈部损伤出血,四肢动脉出血止血带使用无绝对禁忌证,但是伤者存在血栓性静脉炎、肺栓塞、明显的周围血管病、严重的高血压或糖尿病、镰状细胞型贫血、化脓性感染性坏死、严重挤压伤、肢体远端严重缺血、止血带使用部位皮肤有水肿损伤等情况时需慎用止血带。

3. 断端开放伤口的包扎:将至少8层大棉垫重叠覆盖在断端伤口处,使用普通绷带行断端回返包扎法包扎,并以胶带行敷料固定。

注意事项:对无活动性出血的肢体伤口,尽量不使用止血带,首选压迫止血,但在标准的紧急压迫止血不能有效控制肢体活动性出血时,应考虑立即使用止血带,可多种止血方法共用。

4. 固定:止血包扎满意后使用三角巾或者绷带将前臂悬吊固定于胸前。

5. 断肢保存:将断手使用无菌辅料(无菌纱布或棉垫)包裹,放入大号标本袋中密封,之后再将标本袋放入含冰块的泡沫箱中密封。

6. 患者转运:将患者及断手迅速转运至医院(口述);途中注意观察患者生命体征,观察面部口唇颜色,观察瞳孔及呼吸等,必要时开放静脉通道补液,同时尽量缩短转运时间(口述)。

第四节　评　分　标　准

项目	项目总分	操作要求	评分等级及分值				实际得分
			A	B	C	D	
操作前准备	15	工作服、口罩、帽子穿戴整齐	5	3	1	0	
		检查场地环境及物品	5	3	1	0	

续表

项目	项目总分	操作要求	评分等级及分值				实际得分
			A	B	C	D	
操作前准备		与患者简短交流(询问受伤情况及全身情况,消除患者紧张恐惧情绪,争取患者配合)	5	3	1	0	
止血	25	其中一人一只手握住伤员的腕部将患肢外展外旋	2	1	0	0	
		(使患肢)屈肘将患肢抬高	2	1	0	-	
		另一只手用拇指在上臂上1/3肱二头肌内侧沟肱动脉搏动处,向肱骨方向垂直压迫	2	1	0	-	
		另一人在上臂上1/3处放上衬垫(比如纱布或毛巾)	3	2	1	0	
		①布条式止血带:拉紧止血带围绕肢体缠绕一周,然后使用笔杆或者叩诊锤(小木棍等长条形硬物)旋绞固定。以断端停止出血为度②气压止血带:将气压止血带放至患者上臂近端1/3处,将止血带固定牢固后,加压至止血带压力不高于40kPa(300mmHg),直至断端停止出血,原则上尽量缩短止血带使用时间,最长不超过120min,最好每1h放气10min,连续使用止血带不超过4~5h,再次应用时需改变位置	12	8	5	3	
		止血带每1h松开10min,再次应用需更换部位,记录止血带使用时间	4	3	1	0	
包扎	20	大量敷料重叠覆盖肢体断端(至少8层)	10	6	3	0	
		采用回返加压包扎,以宽胶布自肢端向心端拉紧粘贴(包扎牢固、美观、敷料不脱落得分)	10	6	3	0	
固定	10	将患肢用三角巾固定于胸前	10	6	3	0	
断肢保存	15	将断手用无菌敷料包扎	5	3	1	0	
		将包扎好的断手放入塑料袋中密封	5	3	1	0	
		将袋子放入容器瓶,加盖拧紧,将放有断手的瓶子置入盛有冰块的容器中	5	3	1	0	
转运	15	将患者及断手迅速转运至医院(口述)	5	3	1	0	
		途中观察患者生命体征,观察面部、口唇颜色,观察瞳孔及呼吸等,尽量缩短转运时间(口述)	10	8	6	3	
总分	100						

第五节　临床情景实例与临床思维分析题目

临床情景实例一

患者,男性,27 岁,半小时前骑共享单车时摔倒,致使左肩皮肤擦伤,左前臂皮肤裂伤出血,左肩疼痛活动受限,在路人帮助下送至急诊科。入院查体:血压 126/75mmHg,心率 101 次 /min,呼吸 25 次 /min,痛苦面容,左肩见皮肤片状擦伤,左肩峰下空虚,搭肩试验(+),左前臂背侧近端见皮肤裂口,长约 4cm,皮下筋膜裸露,创口内见活动性出血,左手远端麻木感。请在急诊处理该患者伤情。

临床思维分析:患者目前诊断考虑左上肢开放性损伤合并肩关节脱位,不除外上肢神经损伤。处理顺序依次为止血,复位与固定。因破口不大,止血方式首选压迫止血法,使用无菌敷料覆盖创面后绷带加压包扎,若仍无法止血可考虑止血带止血法,但患者合并左肩关节脱位,需要选择在左上臂近端 1/3 处上止血带时,不妨碍后续复位的操作。对肩关节脱位可能合并上肢神经损伤者,需要在尽可能短的时间内复位,复位后予以肩关节功能外展位固定,固定方式可选择外展架或者超肩关节石膏固定等。复位后注意检查患者手部感觉血运等情况。

临床情景实例二

患者,男性,42 岁,工地干活时从约 3m 高处跌落,致使后脑部皮肤裂伤出血,后背部疼痛,双下肢无力,感觉减退。体格检查:患者意识清楚,血压 136/69mmHg,心率 94 次 /min,呼吸 26 次 /min,痛苦面容,颈椎活动可,双上肢查体无异常,胸部呼吸音清晰,腹部平软,脐平面以下感觉减退,双下肢肌力 2~3 级。请予以急诊处理。

临床思维分析:患者诊断目前考虑高坠伤致头皮裂伤、脊髓损伤,不除外脊柱骨折或椎体脱位所致,目前需予以头部破口压迫止血或者缝合创口,对于脊髓损伤患者,注意搬运时保持椎体的整体性和稳定性,防止二次损伤。

临床情景实例三

患者,男性,39 岁,车祸伤 4h 入院。入院查体:血压 90/60mmHg,心率 112 次 /min,呼吸 30 次 /min,痛苦面容,意识淡漠,头颈胸部查体无异常,右大腿中段见皮肤破口及骨折断端,伴活动性出血,右大腿成角畸形,右侧足背动脉触摸不清,左下肢查体无异常。

临床思维分析:患者为右股骨开放性骨折合并失血性休克,股动脉损伤可能,急救首先需要紧急开放静脉通道,积极补液联系输血的同时进行创口止血,可采用止血带的止血法、血管钳的钳夹法等。其次进行骨折的固定。

临床情景实例四

患者,女性,43 岁,2h 前从约 2m 高处摔下,致使头部流血,颈部疼痛,活动受限,耳鼻流出清亮液体,眼眶周围淤血。外院急诊头颈 CT 示颅底骨折并颈椎寰枢椎体脱位。入院查体:血压 122/76mmHg,心率 92 次 /min,呼吸 25 次 /min,痛苦面容,额头可见皮肤裂伤,创口不规则,长约 4cm,伴活动性出血,颈部疼痛拒检,四肢肌力、肌张力可,心肺腹查体无异常。

临床思维分析:患者诊断为颅脑损伤,颅底骨折并寰枢椎体半脱位,需首先对患者颈椎进行有效固定,可佩戴颈托,搬运时注意手法。同时处理额头伤口,可采用加压包扎止血或者缝合止血,对于合并颅脑损伤、脑脊液外漏患者,禁止压迫、填塞患者鼻腔及外耳道。

临床情景实例五

患者,男性,21 岁,因持刀与他人斗殴致左示指离断、左腹部扎伤、背部多处刀砍伤 2h 入院。入院查体:血压 110/66mmHg,心率 109 次 /min,呼吸 30 次 /min,痛苦面容,左示指中节离断,断端尚整齐,背部见两处锐器伤,分别长约 5cm、3cm,伴有活动性出血,左腹部肚脐水平见一皮肤斜行伤口,长约 3cm。其余查体无异常。

临床思维分析:患者诊断为锐器伤:手指离断伤,背部软组织损伤,腹部损伤。手指离断伤注意断指的止血,可采用指根处止血带止血法,同时断指注意保存方法,需保持干燥清洁,冷藏。背部外伤可采用压迫止血法或者缝合止血法。腹部开放性损伤时注意完善腹部检查,行肛门指检。

（撰写人:赵吉辉　审阅人:康皓）

第27章 妇科检查

第一节 中文教学大纲

一、目的和要求

1. 掌握妇科检查的适应证、禁忌证及操作步骤。
2. 熟悉妇科检查的检查前准备及注意事项。
3. 了解女性内外生殖器的解剖特点及外阴阴道疾病临床表现。

二、学习重点和难点

1. 重点 双合诊的检查步骤、窥阴器的使用、操作前准备及操作注意事项。
2. 难点 三合诊和肛腹指诊的操作步骤及适应证。

三、学习内容和要点

1. 学习内容 妇科检查的适应证、禁忌证、检查前准备（器械准备、患者准备、检查者准备）、妇科检查的检查步骤（外阴检查、窥阴器检查）、双合诊检查（检查阴道、检查宫颈、检查子宫及附件）、三合诊检查、肛腹指诊检查、妇科检查的注意事项。
2. 要点 妇科检查的注意事项。

四、英语词汇、专业术语

外阴检查 vulva examination
窥阴器检查 vaginal speculum examination
双合诊 bimanual examination
三合诊 rectovaginal examination
肛腹指诊 anus-abdominal examination

五、参考资料

［1］姜保国,陈红.中国医学生临床技能操作指南［M］.3版.北京:人民卫生出版社,2020.

［2］谢幸,孔北华,段涛.妇产科学［M］.9版.北京:人民卫生出版社,2018.

［3］沈铿,马丁.妇产科学［M］.3版.北京:人民卫生出版社,2015.

六、思考题

1. 外阴检查包括哪些项目?

2. 妇科检查前患者的准备有哪些?

第二节　英文教学大纲

Ⅰ. Learning objectives and requirements

1. To master the indications, contraindications and basic procedures of gynecological examination.

2. Be familiar with the preparation and precautions before gynecological examination.

3. To understand the anatomical characteristics of female internal and external genitalia and the clinical manifestations of vulvovaginal diseases.

Ⅱ. Key points and difficulties in learning

1. Key points　Examination steps, use of vaginal speculum, preparation before operation and precautions.

2. Difficulties　Basic procedures and indications of triad and anorectal digital diagnosis.

Ⅲ. Contents and main points of learning

1. Learning contents　Indications and contraindications of gynecological examination, preparation before examination (equipment preparation, patient preparation and examiner preparation), examination steps of gynecological examination (vulva examination and vaginal speculum examination), bimanual examination (vagina examination, cervix examination, uterus and accessories examination), rectovaginal examination, anus abdominal examination, and precautions of gynecological examination.

2. Key points　Precautions for gynecological examination.

视频 27-1　妇科检查操作流程

第三节 操 作 流 程

一、临床场景

患者王某,女性,35岁,已婚,平素月经规则,3天前无明显诱因出现外阴瘙痒,白带增多,白带呈豆渣样,拟行妇科检查。

二、用物准备

1. 明亮、顾及隐私性的房间,清洁的妇科检查床。

2. 帽子、口罩、无菌手套、无菌垫单、窥阴器、光源、棉签、装有生理盐水的塑料管、数个标本瓶、污物桶。

3. 妇科检查模型。

三、标准操作流程

1. 医生自我介绍,核对患者姓名、床号。

"您好,我是×××医生,请问您是×××患者吗?(待答复)好的,现在由我来给您做检查。"

2. 简单询问病史,确定需要对患者进行妇科检查。

"根据你的情况需要对您做一个妇科检查(确认患者有性生活史),请您先去解小便排空膀胱,然后回到这里。"

3. 选择光线好,明亮的房间,注意保护患者隐私及保暖(如果医生为男性,需要一名女性医务人员或一名女性家属在场)。

4. 在检查床上铺无菌垫单,嘱患者脱去一边裤腿,躺在检查床上,取截石位,两腿张开,充分暴露外阴,医生站在患者正面。

"请您配合脱下一条裤腿,躺在检查床上,两腿张开,脚踩在脚踏上,尽量放松,别紧张。这个过程中如有不舒服,请您告诉我。"

5. 检查步骤。

(1)洗手,双手戴手套。

(2)外阴检查:视诊外阴发育、阴毛多少及分布情况,有无畸形、水肿、溃疡及肿块。

(3)取窥阴器,窥阴器蘸润滑剂。

(4)将窥阴器两叶合拢。

(5)沿阴道后壁将窥阴器插入阴道,逐渐展平、张开两叶,动作轻柔。

(6)暴露阴道壁、宫颈及穹隆部,检查阴道壁黏膜色泽、弹性,阴道分泌物的多少、性质、颜色、异味,宫颈的大小、外口形状、有无糜烂、息肉。

(7)用棉签在阴道壁上取部分分泌物,将棉签放入事先准备好的标本试管中。

(8)取出窥阴器。

(9)戴消毒手套。

(10)示指、中指蘸润滑剂。

(11)将示指、中指轻柔地放入阴道,检查阴道松紧度、长度,有无肿块、畸形,宫颈大小、硬度,有无接触性出血,宫颈摇举痛,后穹隆是否饱满,有无触痛。

(12)双合诊(左右手配合,了解子宫大小、位置、形状、质地、活动度、有无压痛,两侧附件区有无肿块、压痛)。

(13)将手指退出阴道,注意观察手套表面是否有血迹。

(14)脱去手套,嘱患者穿衣起床。

6. 检查完后告知患者注意事项。

"好了,现在您可以起来了,请将这个有棉签的试管送到化验室化验白带。"

7. 完成检查,做相关记录。

第四节　评　分　标　准

项目	项目总分	操作要求	评分等级及分值				实际得分
			A	B	C	D	
仪表	5	穿工作衣、穿戴整齐	5	3	1	0	
操作前准备	10	医生自我介绍,核对患者姓名、床号	2.5	1.5	1	0	
		简单询问病史,确认患者是否有性生活史,向患者介绍即将所作的检查	2.5	1.5	1	0	
		嘱患者排空膀胱,取截石位	2.5	1.5	1	0	
		铺一次性垫巾,如果医生为男性,需要一名女性医务人员或一名女性家属在场	2.5	1.5	1	0	
操作过程	65	双手戴手套	2.5	1.5	1	0	
		取窥阴器,窥阴器蘸润滑剂	5	3	1	0	
		沿阴道后壁将窥阴器插入阴道,逐渐展平、张开两叶,动作轻柔	5	3	1	0	
		暴露阴道壁、宫颈及穹隆部	2.5	1.5	1	0	
		仔细观察阴道分泌物及阴道壁,宫颈形态,有无赘生物	5	3	1	0	
		用棉签在阴道内取分泌物	5	3	1	0	
		将棉签置于事先准备好的试管中	5	3	1	0	
		取出窥阴器	5	3	1	0	
		戴消毒手套	5	3	1	0	
		示指、中指蘸润滑剂	5	3	1	0	
		将示指、中指轻柔地放入阴道,检查阴道松紧度、长度,有无肿块、畸形,宫颈大小、硬度,有无接触性出血,宫颈摇举痛,后穹隆是否饱满,有无触痛	5	3	1	0	
		左右手配合双合诊,了解子宫大小、位置、形状、质地、活动度、有无压痛,两侧附件区有无肿块、压痛	5	3	1	0	
		将手指退出阴道,注意观察手套表面是否有血迹	5	3	1	0	
		取下窥阴器,嘱患者起身,协助患者起床	5	3	1	0	

续表

项目	项目总分	操作要求	评分等级及分值				实际得分
			A	B	C	D	
操作后	5	了解患者有无不适,简短交流	2.5	1.5	1	0	
		完成检查,做相关记录,将白带送检	2.5	1.5	1	0	
操作质量	15	操作规范,动作轻柔	5	3	1	0	
		操作时间 10min	5	3	1	0	
		与患者沟通有效	5	3	1	0	
总计	100						

第五节 临床情景实例与临床思维分析题目

临床情景实例一

患者,女性,48 岁,已婚,G_3P_1。"接触性出血 3 个月余,大量阴道出血 1 天"。超声示子宫增大约 6cm×5cm,后壁可见 3cm×2cm 低回声,边界清楚,双侧附件未见异常,宫颈前唇增大,内可见 4.1cm×3.8cm 低回声,血流丰富。请在模型上给患者做妇科检查。

检查后宫颈病灶出现活动性出血,该如何处理。

临床思维分析:有阴道流血的患者行妇科检查前需严格消毒,用窥阴器做阴道检查动作轻柔,仔细查看出血部位及出血量,如考虑为宫颈恶性病变的患者需行三合诊检查。检查宫颈后有活动性出血可行纱布压迫止血,如压迫效果不佳、活动性出血无法控制者可考虑子宫动脉栓塞治疗。

临床情景实例二

患者,女性,25 岁,未婚有性生活,G_0P_0。"经间期出血 2 天余,不伴腹痛"。超声示子宫正常大小,内膜 0.8cm,双侧附件未见异常,盆腔积液 1.0cm。请在模型上给患者做妇科检查。

检查后发现阴道出血来自宫腔,该如何处理。

临床思维分析:有阴道出血的患者行妇科检查前外阴要消毒,阴道视诊重点查看出血部位,判断出血部位来源于阴道、宫颈或是宫腔。如发现出血来自宫腔且量不多可观察,或给予抗感染、止血等治疗;如出血量多且时间长可以考虑激素止血,必要时诊断性刮宫止血。

临床情景实例三

患者,女性,37 岁,已婚,G_2P_1。"外阴瘙痒伴白带异常 2 天,不伴腹痛"。超声检查子宫正常大小,双侧附件未见异常,盆腔无积液。请在模型上给患者做妇科检查。

检查后发现宫颈中度糜烂,触之出血,下一步需要做什么检查。

临床思维分析:该患者拟行阴道分泌物作涂片检查窥阴器上不应用润滑剂,改用生理盐水润滑,以免影响涂片质量。阴道视诊时要观察阴道黏膜有无充血,阴道分泌物量、性状、色泽和气味,并取阴道分泌物送检。同时要观察宫颈情况,如发现宫颈有病变,建议患者行宫颈人乳头瘤病毒(Human papilloma virus,HPV)和薄层液基细胞学检查(thinprep cytologic test,TCT)检查。

临床情景实例四

患者,女性,19岁,大学生,未婚无性生活,G_0P_0。跑步后突发下腹痛1h余,伴恶心呕吐,不伴阴道出血。超声示子宫正常大小,右侧附件可见8.2cm×7.5cm囊性包块,盆腔无积液。请在模型上给患者做妇科检查。

患者右侧附件区触痛明显,下一步该如何处理。

临床思维分析:患者无性生活不能用窥阴器视诊和双合诊,只能做直肠-腹部诊。考虑卵巢蒂扭转需立即手术治疗。

临床情景实例五

患者,女性,51岁,已婚,G_2P_2。因多发性子宫肌瘤行全子宫切除术,术后3个月复查。超声示全子宫切除术后表现,双侧附件未见异常,盆腔无积液。请在模型上给患者做妇科检查。

请记录检查结果。

临床思维分析:患者行全子宫切除术后3个月复查,阴道视诊需检查阴道残端愈合情况,有无息肉出血等,动作需小心轻柔,妇科检查需行三合诊。结果记录:外阴、阴道、阴道残端、盆腔、直肠的解剖顺序回答。

(撰写人:余楠　审阅人:冯玲)

第28章 四步触诊

第一节 中文教学大纲

一、目的和要求

1. 掌握四步触诊检查法的适应证、禁忌证及操作步骤。
2. 熟悉四步触诊检查法的检查前准备及注意事项。
3. 了解不同孕周子宫高度和子宫长度。

二、学习重点和难点

1. **重点** 四步触诊法的检查步骤、适应证及禁忌证。
2. **难点** 子宫大小、胎产式、胎方位、胎先露的判断及胎先露是否衔接。

三、学习内容和要点

1. **学习内容** 操作前物品准备、患者准备、检查者准备、四步触诊法的检查步骤及每一步的检查目的。
2. **要点** 子宫大小、胎产式、胎方位、胎先露及胎先露是否衔接的判断。

四、英语词汇、专业术语

产前检查 prenatal examination
四步触诊检查法 four maneuvers of Leopold
胎姿势 fetal attitude
胎产式 fetal lie
胎先露 fetal presentation
胎方位 fetal position
衔接 engagement

五、参考资料

［1］姜保国,陈红.中国医学生临床技能操作指南［M］.3 版.北京：人民卫生出版社,2020.

［2］谢幸,孔北华,段涛.妇产科学［M］.9 版.北京：人民卫生出版社,2018.

［3］沈铿,马丁.妇产科学［M］.3 版.北京：人民卫生出版社,2015.

六、思考题

1. 四步触诊法检查前患者的准备有哪些？

2. 四步触诊法孕妇及检查者的体位是什么？

3. 四步触诊法的每步检查目的是什么？

第二节　英文教学大纲

I. Learning objectives and requirements

1. Master the indications, contraindications and basic procedures of four maneuvers of Leopold.

2. Be familiar with the preparation and precautions of four maneuvers of Leopold.

3. Understand the height and length of uterus in different gestational weeks.

II. Key points and difficulties in learning

1. Key points　Examination steps, indications and contraindications of four maneuvers of Leopold.

2. Difficulties　Uterine size, fetal lie, fetal position, fetal presentation and whether fetal presentation is engaged.

III. Contents and main points of learning

1. Learning contents　Preparation of articles before operation, preparation of patients, preparation of examiners, inspection steps of four maneuvers of Leopold and inspection purpose of each step.

2. Key points　The size of uterus, mode of delivery, fetal position, fetal presentation and fetal presentation are the judgment of enough convergence.

视频 28-1　四步触诊操作流程

第三节　操 作 流 程

一、临床场景

患者张某,女性,30 岁,已婚,G_2P_1,孕 32 周常规产前检查,拟行四步触诊法检查。

二、用物准备

1. 明亮、顾及隐私性的房间,清洁的妇科检查床。
2. 帽子、口罩、皮尺、洗手液、无菌垫单。
3. 产科检查模型。

三、标准操作流程

1. 医生自我介绍,核对患者姓名、床号。

"您好,我是××医生,现在由我来给您做检查。"

2. 简单询问病史,确定需要对患者进行产科检查。

"根据您的情况需要对您做一个四步触诊法,请您先去解小便排空膀胱,然后回到这里。"

3. 选择光线好、明亮的房间,注意保护患者隐私及保暖(如果医生为男性,需要一名女性医务人员或一名女性家属在场)。

4. 在检查床上铺无菌垫单,嘱患者仰卧在检查床上,头部稍垫高,暴露腹部,双腿自然略屈曲,稍分开,使腹部放松。

"请您躺在检查床上,头部垫个枕头,两腿屈曲,稍分开,掀开衣服暴露腹部,尽量放松,别紧张。这个过程中如有不舒服,请您告诉我。"

5. 检查步骤。

(1)站立于孕妇右侧,面向孕妇。观察腹部外形,有无瘢痕,宫底是否与孕周相符。两手置于子宫底部,测得宫底高度,估计胎儿大小与妊娠周数是否相符。然后以两手指腹相对交替轻推,判断在子宫底部的胎儿部分,若为胎头则硬圆且有浮球感,若为胎臀则宽软且形状略不规则。("宫底位于脐与剑突之间,约为孕32周大小,与孕周相符,宫底的胎儿部分为胎臀")

(2)两手分别置于腹部左右侧,一手固定,另一手轻轻深按检查,两手交替,胎背为平坦饱满部分,胎儿肢体为可变的高低不平部分,有时可感到胎儿肢体活动。确定胎背向前、侧方或向后。("右侧可触及平坦的胎背,左侧可及部分胎肢")

(3)右手拇指与其余4指分开,置于耻骨联合上方握住胎先露部,进一步检查是胎头或胎臀,左右推动以确定是否衔接。若胎先露部仍可左右移动,表示尚未衔接入骨盆;若已衔接,则胎先露部不能被推动。("胎先露为胎头,已衔接")

(4)面向孕妇足端。左右手分别置于胎先露部的两侧,沿骨盆入口向下深按,进一步核对胎先露部及入盆程度。先露为胎头时,一手能顺利进入骨盆入口,另一手则被胎头隆起部阻挡。("胎方位是枕右前,未入盆")

6. 检查完后告知患者注意事项。

"检查完了,请您好好休息,注意向左边侧卧,监测胎动。"

7. 完成检查,做相关记录。

第四节 评 分 标 准

项目	项目总分	操作要求	评分等级及分值				实际得分
			A	B	C	D	
仪表	5	穿工作衣、穿戴整齐	5	3	1	0	
操作前准备	25	医生自我介绍,核对患者姓名、床号	5	3	1	0	
		简单询问病史,向患者介绍即将做的检查	5	3	1	0	

续表

项目	项目总分	操作要求	评分等级及分值				实际得分
			A	B	C	D	
操作前准备		铺一次性垫巾,如果医生为男性,需要一名女性医务人员或一名女性家属在场	5	3	1	0	
		医师站在患者右侧	5	3	1	0	
		嘱患者排空膀胱,平卧,将腿部弯起,暴露腹部	5	3	1	0	
操作过程	45	视诊:腹部外形,有无瘢痕,宫底是否与孕周相符	5	3	1	0	
		第一步:检查者面向患者头端,双手置于子宫底部,了解子宫外形及宫底高度	10	6	2	0	
		第二步:检查者面向患者头端,双手置于腹部左右侧,一手固定,一手轻按,两手交替,分辨胎背及胎儿四肢的位置	10	6	2	0	
		第三步:检查者面向患者头端,右手放在孕妇耻骨联合上方,拇指与余四指分开,握住先露部左右移动,确认先露	10	6	2	0	
		第四步:检查者面向患者足端,双手分别置于先露部两侧,近骨盆入口方向向下深按,复核先露部的诊断是否正确,并确定其入盆程度	10	6	2	0	
操作后	5	协助患者起床	2.5	1.5	1	0	
		了解患者有无不适,简短交流	2.5	1.5	1	0	
操作质量	20	操作规范,动作轻柔	5	3	1	0	
		操作时间 10min	5	3	1	0	
		与患者沟通有效	10	6	2	0	
总计	100						

第五节　临床情景实例与临床思维分析题目

临床情景实例一

患者,女性,33 岁,G_1P_0。孕 32 周产检,查体:体温 36.5℃,心率 75 次/min,血压 114/76mmHg,呼吸 20 次/min,请给患者行产科检查。

患者宫底高度在剑突下两横指,腹围 100cm,下一步该如何处理?

临床思维分析:患者子宫大小大于孕周,腹围大,考虑巨大儿、羊水过多、双胎妊娠、孕妇肥胖或是孕周计算错误,需仔细核实孕周、检查口服葡萄糖耐量试验(OGTT)结果、行超声检查。

临床情景实例二

患者,女性,27 岁,G_3P_0。孕 36 周,胚胎移植术后双胎妊娠,阵发性下腹痛 1h 余。查体:体温 36.6℃,心率 85 次/min,血压 121/78mmHg,呼吸 20 次/min,请给患者行产科检查。

检查过程中突然出现阴道大量流液,下一步该如何处理?

临床思维分析:除常规产前检查外,还需询问患者腹痛情况,如为宫缩,需检查宫缩持续时间和间歇时间,必要时肛门检查或阴道检查了解宫颈软硬度、厚薄、宫口扩张程度以及胎先露下降程度。发现患者阴道大量排液,则需检查阴道液体的 pH,如考虑为破水后应立即嘱患者卧床,听诊胎心,做阴道检查排除脐带脱垂,平车送入病房。

临床情景实例三

患者,女性,32 岁,G_2P_1。孕 39 周,阴道少量出血 1h 余。查体:体温 36.7℃,心率 89 次 /min,血压 105/67mmHg,呼吸 20 次 /min,请在模型上给患者行产科检查。

检查过程中患者出现腹痛,该如何处理?

临床思维分析:检查过程中出现腹痛,需记录腹痛的部位和时间,若为宫缩,需记录宫缩的频率和强度,行阴道检查判断了解宫颈软硬度、厚薄、宫口扩张程度以及胎先露下降程度。

临床情景实例四

患者,女性,39 岁,G_3P_2。孕 29 周,下肢水肿 1 周,头痛伴视物模糊 4h 余。查体:体温 36.5℃,心率 103 次 /min,血压 162/98mmHg,呼吸 20 次 /min,患者孕期未规律产检,请在模型上为患者行相关检查。

检查时患者突然出现抽搐,该如何处理?

临床思维分析:考虑妊娠高血压的患者需仔细测量血压,腹部检查需判断有无腹腔积液,判断胎儿大小是否与孕周相符。检查时发生抽搐应立即开放气道,给氧 2~4L/min,硫酸镁静脉注射,必要时镇静,行胎心监护,适时终止妊娠。

临床情景实例五

患者,女性,26 岁,G_3P_0。孕 33^{+4} 周,腹痛 7h 余,伴呕吐 2 次。查体:体温 36.6℃,心率 102 次 /min,血压 124/79mmHg,呼吸 20 次 /min,当地医院给予硫酸镁静脉滴注,腹痛未缓解。否认子宫手术史,请给患者行产科检查。

产科检查正常,未触及宫缩,持续性上腹痛,上腹压痛,无反跳痛,腹肌紧张不明显。血尿淀粉酶增高,下一步如何处理?

临床思维分析:考虑妊娠合并胰腺炎的患者需行血常规、血生化、凝血功能及腹部超声等检查,胃肠减压、抗感染和肠外营养,根据胰腺炎和胎儿情况综合考虑适时终止妊娠。

(撰写人:余楠 审阅人:冯玲)

第29章 (孕妇)肛门检查、阴道检查

第一节 中文教学大纲

一、目的和要求

1. 掌握(孕妇)肛门检查与阴道检查的适应证、禁忌证及操作步骤。
2. 熟悉(孕妇)肛门检查及阴道检查的检查前准备及注意事项。
3. 了解女性骨盆腔大小、宫颈 Bishop 评分、儿头颅缝判断及先露下降程度。

二、学习重点和难点

1. **重点** 肛门检查的检查步骤、阴道检查的检查步骤及操作注意事项。
2. **难点** 骨盆腔大小、宫颈 Bishop 评分、儿头颅缝判断及先露下降程度。

三、学习内容和要点

1. **学习内容** 检查目的、适应证、禁忌证、操作前器械准备、患者准备、检查者准备、(孕妇)肛门检查及阴道检查的检查步骤、注意事项。
2. **要点** (孕妇)肛门检查及阴道检查的检查步骤及胎先露、胎方位、儿头颅缝、先露下降程度的判断。

四、英语词汇、专业术语

肛门检查 digital examination per rectum
阴道检查 digital examination per vagina
胎先露 fetal presentation
胎方位 fetal position
儿头颅缝 fetal cranial suture

五、参考资料

[1] 姜保国,陈红.中国医学生临床技能操作指南[M].3 版.北京:人民卫生出版社,2020.
[2] 谢幸,孔北华,段涛.妇产科学[M].9 版.北京:人民卫生出版社,2018.
[3] 沈铿,马丁.妇产科学[M].3 版.北京:人民卫生出版社,2015.

六、思考题

1. 胎儿前囟和后囟的组成是什么?
2. 孕妇外阴阴道消毒的方法是什么?

第二节 英文教学大纲

I. Learning objectives and requirements

1. Master the indications, contraindications and basic procedures of digital examination per rectum and digital examination per vagina.

2. Be familiar with the preparation and precautions of digital examination per rectum and digital examination per vagina.

3. To understand the size of pelvic cavity, Bishop score of cervix, judgment of head sutures and decline degree of fetal presentation.

II. Key points and difficulties in learning

1. Key points　Examination steps of anal examination, examination steps of vaginal examination and operation precautions.

2. Difficulties　The size of pelvic cavity, Bishop score of cervix, judgment of cranial suture and decline degree of presentation.

III. Contents and main points of learning

1. Learning content　Examination purpose, indications, contraindications, instrument preparation before operation, patient preparation, examiner preparation, examination steps and precautions of digital examination per rectum and digital examination per vagina (pregnant women).

2. Key points　(pregnant women) The examination steps of digital examination per rectum and digital examination per vagina, and the judgment of fetal presentation, fetal position, fetal head suture and the decline degree of fetal presentation.

视频 29-1　（孕妇）肛门检查操作流程

第三节 （孕妇）肛门检查操作流程

一、临床场景

患者崔某,女性,30 岁,经产妇,因"孕 37 周下腹阵发性疼痛 2h,阴道排液 1h"来我院就诊,查体:体温 36.2℃,心率 90 次/min,血压 110/60mmHg,呼吸 19 次/min,下腹部膨隆,可扪及规律宫缩,请为该名患者行肛门检查。

二、用物准备

1. 帽子、口罩、无菌手套。
2. 检查床、无菌垫单、消毒纱布、一次性检查手套、无菌棉球、无菌大棉签及小棉签、消毒液(0.5% 碘伏)、无菌液体石蜡及肥皂液。
3. 产科分娩模型。

三、标准操作流程

1. 医生自我介绍,核对患者姓名、床号。
"您好,我是 ×× 医生,现在由我来给您做检查。"
2. 简单询问病史,确定需要对患者进行肛门检查。
"根据您的情况需要对您做一个肛门检查。"
3. 选择光线好、明亮的房间,注意保护患者隐私及保暖(如果医生为男性,需要一名女性医务人员或一名女性家属在场)。
4. 在检查床上铺无菌垫单,嘱患者脱去一边裤腿,躺在检查床上,两腿屈曲张开,充分暴露外阴。
"请您配合垫下垫单,脱下一条裤腿,平躺在垫单上,两腿屈曲张开,尽量放松,别紧张。这个过程中如有不舒服,请您告诉我。"
5. 检查步骤。
(1)洗手,戴手套,用消毒纱布覆盖阴道口避免粪便污染。
(2)示指蘸润滑剂伸入直肠内,拇指伸直,其余各指屈曲。
"现在肚子痛了吧？有点不舒服,请您深吸气。"
(3)示指向后触及尾骨尖端,了解尾骨活动度,再触摸两侧坐骨棘是否突出并确定胎头高低,然后用指端掌侧探查宫口,摸清其四周边缘,估计宫颈管消退情况和宫口扩张厘米数。未破膜者在胎头前方可触及有弹性的胎胞;已破膜者能直接触到胎头。
"尾骨活动度好,坐骨棘平伏,先露头,−2,宫颈管消退,宫口开大 1cm,胎膜已破,胎位触诊不清。"
(4)帮产妇擦拭肛门部位,整理物品,结束操作。
6. 检查完后告知患者注意事项。
"好了,检查做完了,不要紧张,目前宫口开大 1cm,进展是正常的。"
7. 完成检查,做相关记录。

视频 29-2 （孕妇）阴道检查操作流程

第四节 （孕妇）阴道检查操作流程

一、临床场景

患者马某,女性,32 岁,初产妇,孕 35 周,于今晨 5 时腹痛伴阴道大量流液急诊入院,肛门检查先露不清,拟行阴道检查。

二、用物准备

1. 帽子、口罩、无菌手套。

2. 检查床、垫单、无菌手套、阴道检查包(导尿管 1 根、弯盘 1 个、不锈钢碗 1 个、卵圆钳 1 把、碘伏棉球)、便盆。

3. 产科分娩模型。

三、标准操作流程

1. 医生自我介绍,核对患者姓名、床号。

"您好,我是 ×× 医生,现在由我来给您做检查。"

2. 简单询问病史,确定需要对患者进行阴道检查。

"根据您的情况需要对您做一个阴道检查。"

3. 选择光线好、明亮的房间,注意保护患者隐私及保暖(如果医生为男性,需要一名女性医务人员或一名女性家属在场)。

4. 在检查床上铺无菌垫单,嘱患者脱去一边裤腿,躺在检查床上,两腿屈曲张开,充分暴露外阴。

"请您配合垫下垫单,脱下一条裤腿,平躺在垫单上,两腿屈曲张开,尽量放松,别紧张。这个过程中如有不舒服,请您告诉我。"

5. 检查步骤。

(1)清理双手,打开阴道检查包,戴手套。

(2)外阴消毒:顺序是小阴唇、大阴唇、阴阜、大腿内上 1/3,会阴及肛门周围,铺巾。

(3)右手中指、示指深入阴道,示指向后触及尾骨尖端,了解尾骨活动度,再触摸两侧坐骨棘是否突出并确定胎头高低,然后用指端掌侧探查宫口,摸清其四周边缘,估计宫颈管消退情况和宫口扩张厘米数。未破膜者在胎头前方可触及有弹性的胎胞;已破膜者能直接触到胎头。

"尾骨活动度好,坐骨棘平伏,先露头,+1,宫颈管消退,宫口开大 6cm,胎膜已破,骨盆 11 点钟处可及胎儿小囟,胎位:枕右前。"

(4)帮产妇擦拭,整理物品,结束操作。

6. 检查完后告知患者注意事项。

"好了,检查做完了,不要紧张,目前宫口开大 6cm,进展是正常的。"

7. 完成检查,做相关记录。

第五节 (孕妇)肛门检查评分标准

项目	项目总分	操作要求	评分等级及分值				实际得分
			A	B	C	D	
仪表	5	穿工作衣、穿戴整齐	5	3	1	0	
操作前准备	25	准备操作物品,医生自我介绍,核对患者姓名、床号,戴口罩、帽子,洗手	5	3	1	0	
		简单询问病史,向患者介绍即将做的检查	5	3	1	0	
		铺一次性垫巾,如果医生为男性,需要一名女性医务人员或一名女性家属在场	5	3	1	0	
		嘱患者排空膀胱	5	3	1	0	
		嘱患者把裤子脱一只裤腿,平躺在床上,两腿弯曲打开	5	3	1	0	
操作过程	45	用消毒纸覆盖阴道口避免粪便污染	5	3	1	0	
		右手戴一次性手套,示指蘸润滑剂伸入直肠内,拇指伸直,其余各指屈曲	5	3	1	0	
		示指向后触及尾骨尖端,了解尾骨活动度	10	6	2	0	
		触摸两侧坐骨棘是否突出并确定胎先露及其高低	10	6	2	0	
		指端掌侧探查宫口,摸清其四周边缘,估计宫颈管消退情况和宫口扩张厘米数	10	6	2	0	
		扪诊了解胎膜是否破裂	5	3	1	0	
操作后	5	帮产妇擦拭肛门部位,整理物品,结束操作	2.5	1.5	1	0	
		了解患者有无不适,简短交流	2.5	1.5	1	0	
操作质量	20	操作规范,动作轻柔	5	3	1	0	
		操作时间 5min	5	3	1	0	
		与患者沟通有效	10	6	2	0	
总计	100						

第六节 (孕妇)妇科检查评分标准

项目	项目总分	操作要求	评分等级及分值				实际得分
			A	B	C	D	
仪表	5	穿工作衣、穿戴整齐	5	3	1	0	
操作前准备	25	准备操作物品,医生自我介绍,核对患者姓名、床号	5	3	1	0	
		简单询问病史,向患者介绍即将做的检查	5	3	1	0	
		铺一次性垫巾,如果医生为男性,需要一名女性医务人员或一名女性家属在场	5	3	1	0	
		嘱患者排空膀胱	5	3	1	0	
		嘱患者把裤子脱一只裤腿,平躺在床上,两腿弯曲打开	5	3	1	0	

续表

项目	项目总分	操作要求	评分等级及分值				实际得分
			A	B	C	D	
操作过程	45	清理双手,打开阴道检查包,戴无菌手套	5	3	1	0	
		用 0.5% 碘伏常规消毒外阴(消毒顺序同前),消毒后环钳放置一旁	5	3	1	0	
		铺无菌洞巾	5	3	1	0	
		右手中指、示指深入阴道,向后触及尾骨尖端,了解尾骨活动度,探查宫口,摸清其四周边缘,估计宫颈管消退情况和宫口扩张厘米数	10	6	2	0	
		扪诊了解胎膜是否破裂	5	3	1	0	
		触摸两侧坐骨棘是否突出并确定胎先露及其高低	5	3	1	0	
		如为头先露,扪诊囟门和颅缝,判断胎方位	5	3	1	0	
		评估胎先露前方是否有血管搏动,排除脐带脱垂和脐带先露	2.5	1.5	1	0	
		评估胎先露前是否有其他如同海绵样组织,排除前置胎盘或低置胎盘	2.5	1.5	1	0	
操作后	5	帮产妇擦拭,整理物品,结束操作	2.5	1.5	1	0	
		了解患者有无不适,简短交流	2.5	1.5	1	0	
操作质量	20	操作规范,动作轻柔	5	3	1	0	
		操作时间 5min	5	3	1	0	
		与患者沟通有效	10	6	2	0	

第七节 临床情景实例与临床思维分析题目

临床情景实例一

患者,女性,25 岁,G_1P_0。因"孕 39^{+6} 周,下腹痛 10h 余"来院就诊。查体:体温 36.5℃,心率 87 次 / min,血压 110/60mmHg,呼吸 20 次 /min,下腹部膨隆,可扪及规律宫缩,既往无特殊,孕期规律产检,未见明显异常,请为该患者行肛门检查。

请记录检查结果。

临床思维分析:检查时要综合评估胎儿大小和孕妇骨盆情况。结果记录:按照尾骨、坐骨棘、胎先露、胎头高低、宫颈消退、宫颈扩张情况进行记录。

临床情景实例二

患者,女性,25 岁,G_4P_0。因"孕 36^{+3} 周,阴道大量流液半小时余"来院就诊。查体:体温 36.5℃,心率 96 次 /min,血压 129/75mmHg,呼吸 21 次 /min,下腹部膨隆,未扪及宫缩,既往无特殊,孕期规律产检,未见明显异常,请为该患者行阴道检查。

阴道检查时触及条索状物,有搏动感,该如何处理?

临床思维分析:破水的患者应该仔细判断胎方位并进行 pH 试纸检测,阴道检查时需判断有无脐带脱垂。发现有脐带脱垂时需立即听诊胎心,上推胎先露,同时立即终止妊娠。

临床情景实例三

患者,女性,33 岁,G_1P_0。因"孕 25 周,下腹痛 3h 余"来院就诊。查体:体温 36.7℃,心率 87 次 /min,血压 119/68mmHg,呼吸 20 次 /min,下腹部膨隆,可扪及规律宫缩,患者此次为试管助孕妊娠,超声示单活胎,臀位,请为该患者行肛门检查。

检查过程中阴道流液,行阴道检查时可触及胎儿一足,该如何处理?

临床思维分析:臀位产妇破膜后应立即听诊胎心,做阴道检查时可触及胎儿肢体,需结合孕周建议患者放弃保胎,经阴道分娩。

临床情景实例四

患者,女性,28 岁,G_5P_1。因"孕 35^{+6} 周,下腹痛伴阴道出血 7h 余"来院就诊。查体:体温:36.5℃,心率 75 次 /min,血压 124/75mmHg,呼吸 20 次 /min,下腹部膨隆,可扪及规律宫缩,3 周前超声示单活胎,头位,边缘性前置胎盘,请为该患者行肛门检查。

检查过程中阴道出血增多,该如何处理?

临床思维分析:考虑为前置胎盘的患者是禁止行阴道检查的,行肛门检查也需要轻柔。检查过程中阴道出血增多,应立即停止检查,避免刺激,必要时剖宫产终止妊娠。

临床情景实例五

患者,女性,25 岁,G_2P_0。因"孕 32^{+1} 周,下腹痛 2h 余,少量阴道出血半小时余"来院就诊。查体:体温 36.6℃,心率 89 次 /min,血压 129/78mmHg,呼吸 22 次 /min,请为该患者行腹部检查及阴道检查。

孕妇右下腹髂嵴上方约一横指处有压痛,无反跳痛,腹肌紧张不明显,阴道检查宫口未开,诊断考虑什么,下一步该如何处理?

临床思维分析:诊断考虑妊娠合并急性阑尾炎? 孕 32^{+1} 周先兆早产,G_2P_0,枕左前位(LOA)。下一步处理为完善血常规、血生化、腹部超声、胎儿超声检查,抗感染及抑制宫缩治疗。

（撰写人:余楠　审阅人:冯玲）

第30章 胎心监护

第一节　中文教学大纲

一、目的和要求

1. 掌握胎心监护的监测目的、操作步骤及结果解读。
2. 熟悉胎心监护的操作前准备及注意事项。
3. 了解各种胎心监护的处理。

二、学习重点和难点

1. 重点　胎心监护的目的及操作步骤。
2. 难点　胎心监护结果解读及异常结果的处理。

三、学习内容和要点

1. 学习内容　器械准备、患者准备、检查者准备、胎心监护的检查步骤（探头的放置、胎心监护仪的使用及记录）、胎心监护结果的解读及后续处理（加速、早期减速、变异减速、晚期减速、延长减速、反复性减速、间歇性减速、正弦波、宫缩）。
2. 要点　胎心监护结果的解读。

四、英语词汇、专业术语

电子胎心监护 electronic fetal monitoring，EFM
胎心率 fetal heart rate，FHR
无应激试验 non-stress test，NST
缩宫素激惹试验 oxytocin challenge test，OCT

五、参考资料

［1］姜保国，陈红 . 中国医学生临床技能操作指南［M］.3 版 . 北京：人民卫生出版社，2020.
［2］谢幸，孔北华，段涛 . 妇产科学［M］.9 版 . 北京：人民卫生出版社，2018.

［3］沈铿, 马丁. 妇产科学［M］.3 版. 北京：人民卫生出版社, 2015.

六、思考题

1. 预测胎儿宫内储备能力有哪些方法？
2. 简述 NST 的结果判读及处理。

第二节　英文教学大纲

Ⅰ. Learning objectives and requirements

1. Master the monitoring purpose, basic procedures and result interpretation of electronic fetal monitoring.
2. Be familiar with the preparation and precautions of electronic fetal monitoring before operation.
3. Understand the treatment of various electronic fetal monitoring.

Ⅱ. Key points and difficulties in learning

1. Key points　The purpose and basic procedures of electronic fetal monitoring.
2. Difficulties　Interpretation of electronic fetal monitoring results and treatment of abnormal results.

Ⅲ. Contents and main points of learning

1. Learning contents　Equipment preparation, patient preparation, examiner preparation, inspection steps of electronic fetal monitoring (probe placement, use and record of fetal heart rate monitor), interpretation of electronic fetal monitoring results and subsequent processing (acceleration, early deceleration, variant deceleration, late deceleration, prolonged deceleration, repetitive deceleration, intermittent deceleration, sine wave, uterine contraction).
2. Key points　Interpretation of electronic fetal monitoring results.

视频 30-1　胎心监护操作流程

第三节　操 作 流 程

一、临床场景

患者姜某, 女性, 26 岁, G_2P_1。因 "孕 37 周, 自觉胎动减少 2 天" 入院。在第一胎分娩时由于第二产程延长行产钳助产。本次妊娠每次产检均未见异常, 目前无临产征象。拟行胎心监护, 操作完成后请分析以下胎心监护图 (该图仅记录了胎心率和宫缩, 未记录胎动), 并简单描述下一步处理建议。

二、用物准备

1. 帽子、口罩、无菌手套。

2. 检查床、卫生纸、垃圾桶。

3. 产科分娩模型。

4. 胎心监护仪、耦合剂。

5. 胎心监护图 1 份。

三、标准操作流程

1. 医生自我介绍,核对患者姓名、床号。

"您好,我是 ×× 医生,现在由我来给您做检查。"

2. 简单询问病史,确定需要对患者进行胎心监护。

"根据您的情况需要对您做一个胎心监护,请您先去解小便排空膀胱,然后回到这里。"

3. 选择光线好、明亮的房间,注意保护患者隐私及保暖(如果医生为男性,需要一名女性医务人员或一名女性家属在场)。

4. 在检查床上铺无菌垫单,嘱患者仰卧在检查床上,头部稍垫高,暴露腹部,双腿自然略屈曲,稍分开,使腹部放松。

"请您平躺在床上,头睡在小枕头上,把裤子稍微向下脱一点,全身放松。这个过程中如有不舒服,请您告诉我。"

5. 检查步骤

(1)嘱患者两腿稍微弯曲,四步触诊手法了解胎儿位置。

(2)嘱患者平卧,双腿伸直。

(3)胎心监护仪连接电源,将两条固定带绕在孕妇下腹部。

(4)打开胎心监护仪,胎心探头涂抹耦合剂,将胎心探头固定于胎心最响处。

(5)将宫缩探头固定于宫底。

(6)将胎动指示器交予患者,嘱患者胎动时按压胎动记录器。

(7)调整胎心记录的走纸速度,开始记录,交代患者检查的大约时间(20min)。

(8)20min 后关闭胎心监护仪,松开固定探头绑带。

(9)依次取下胎心探头和宫缩探头,用干净的纸擦拭胎心探头上的耦合剂。

(10)协助患者擦拭腹部耦合剂,协助患者起身,清理用物。

6. 检查完后告知患者注意事项。

"检查完了,请您好好休息,注意向左边侧卧,监测胎动。"

7. 完成检查,做相关记录。取下胎心记录纸,记录时间、患者姓名。

8. 判读胎心监护结果,与患者沟通检查结果。

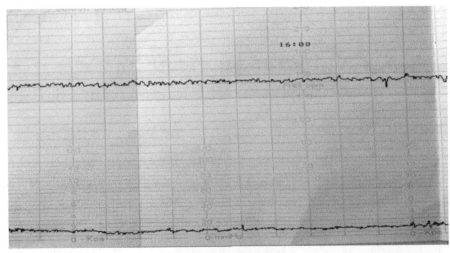

图 30-1 胎心监护结果

胎心监护结果分析：胎心率基线 140 次/min，没有变异，没有加速或减速，没有宫缩。变异减少可能是胎儿处于睡眠状态。患者变异消失且有胎动减少病史，必须考虑胎儿缺氧。下一步处理建议：继续记录，如无好转，应考虑终止妊娠。

第四节　评 分 标 准

项目	项目总分	操作要求	评分等级及分值				实际得分
			A	B	C	D	
仪表	2.5	穿工作衣、穿戴整齐	2.5	1.5	1	0	
操作前准备	7.5	医生自我介绍，核对患者姓名、床号	2.5	1.5	1	0	
		简单询问病史，向患者介绍即将做的检查	2.5	1.5	1	0	
		准备用物	2.5	1.5	1	0	
操作过程	70	嘱患者排空膀胱，平卧，患者双腿略屈曲	2.5	1.5	1	0	
		四步触诊手法了解胎儿位置	2.5	1.5	1	0	
		嘱患者平卧，双腿伸直	2.5	1.5	1	0	
		胎心监护仪连接电源	2.5	1.5	1	0	
		将两条固定带绕在孕妇下腹部	2.5	1.5	1	0	
		打开胎心监护仪	2.5	1.5	1	0	
		胎心探头涂抹耦合剂	5	3	1	0	
		将胎心探头固定于胎心最响处	5	3	1	0	
		将宫缩探头固定于宫底	5	3	1	0	
		将胎动指示器交予患者	5	3	1	0	
		嘱患者胎动时按压胎动记录器	5	3	1	0	
		调整胎心记录的走纸速度	5	3	1	0	
		开始记录	2.5	1.5	1	0	
		交代患者检查的大约时间（20min）	2.5	1.5	1	0	
		20min 后关闭胎心监护仪	2.5	1.5	1	0	
		松开固定探头绑带	2.5	1.5	1	0	
		依次取下胎心探头和宫缩探头	2.5	1.5	1	0	
		用干净纸擦拭胎心探头上的耦合剂	2.5	1.5	1	0	
		协助患者擦拭腹部耦合剂	2.5	1.5	1	0	
		协助患者起身	2.5	1.5	1	0	
		清理用物	2.5	1.5	1	0	
		取下胎心记录纸，记录时间、患者姓名	2.5	1.5	1	0	

续表

项目	项目总分	操作要求	评分等级及分值				实际得分
			A	B	C	D	
操作后	10	判读胎心监护结果	5	3	1	0	
		与患者沟通检查结果	5	3	1	0	
操作质量	10	操作规范,动作轻柔	5	3	1	0	
		操作时间 30min	2.5	1.5	1	0	
		与患者沟通有效	2.5	1.5	1	0	
总计	100						

第五节　临床情景实例与临床思维分析题目

临床情景实例一

患者,女性,25 岁,G_1P_0。孕 36 周产检,查体:体温 36.5℃,心率 85 次 /min,血压 110/70mmHg,呼吸 20 次 /min,未扪及宫缩,宫高、腹围与孕周相符,孕期规律产检,未见明显异常,请为该患者行胎心监护。

胎心监护示反应型,下一步该如何处理?

临床思维分析:规律产检患者孕 36 周胎心监护示反应型,可自计胎动,一周后产检。

临床情景实例二

患者,女性,27 岁,G_3P_0。孕 38^{+1} 周,自觉胎动减少 1 天,查体:体温 36.6℃,心率 82 次 /min,血压 115/78mmHg,呼吸 20 次 /min,下腹部膨隆,未扪及宫缩,既往无特殊,孕期规律产检,超声示单脐动脉,请为该患者行胎心监护。

胎心监护示胎心率基线 160 次 /min,变异消失,下一步该如何处理?

临床思维分析:患者有胎动减少病史,且胎心监护示变异消失,考虑胎儿缺氧,若吸氧复查无好转,需终止妊娠。

临床情景实例三

患者,女性,37 岁,G_2P_1。孕 35^{+5} 周,下腹痛 2h 余,查体:体温 36.7℃,心率 102 次 /min,血压 128/84mmHg,呼吸 20 次 /min,下腹部膨隆,可扪及规律宫缩,既往有糖尿病病史,请为该患者行胎心监护。

胎心监护示反应型,规律宫缩,30s/(5~6)min,内诊示宫口开大 3cm,先露为头,下一步该如何处理?

临床思维分析:宫口开大 3cm 的经产妇有规律宫缩,需立即送入产房经阴道分娩,因患者为早产,且合并糖尿病病史,注意产程中密切监测孕妇血糖、宫缩、胎心变化,避免产程过长。

临床情景实例四

患者,女性,39 岁,G_4P_1。孕 32^{+5} 周,下腹痛伴阴道出血 3h 余,查体:体温 36.7℃,心率 97 次 /min,血压 158/103mmHg,呼吸 20 次 /min,下腹压痛。既往无特殊,未规律产检,超声示单活胎,头位,胎盘处增厚,请为该患者行胎心监护。

胎心监护示晚期减速,下一步该如何处理?

临床思维分析:考虑胎盘早剥的患者需立即行剖宫产终止妊娠,向家属交代病情,做好新生儿抢救准备。

临床情景实例五

患者,女性,25 岁,G_3P_0。孕 37 周,阴道大量流液 1h 余,查体:体温 36.9℃,心率 94 次 /min,血压 110/75mmHg,呼吸 20 次 /min,下腹部膨隆,可扪及宫缩,既往无特殊,孕期规律产检,超声示单活胎,头位,脐带绕颈 2 周,羊水指数 4.8cm,请为该患者行胎心监护。

胎心监护示反复性变异减速,宫口开大 1cm,下一步该如何处理?

临床思维分析:患者羊水少且反复性变异减速,考虑脐带受压,若吸氧复查无好转需剖宫产终止妊娠。

(撰写人:余楠　审阅人:冯玲)

第31章 经阴道后穹隆穿刺术

第一节 中文教学大纲

一、目的和要求

1. 掌握经阴道后穹隆穿刺术的适应证、禁忌证及操作步骤。
2. 熟悉经阴道后穹隆穿刺术的检查前准备、并发症及其处理。
3. 了解直肠子宫陷凹的解剖特点及其与邻近器官的关系。

二、学习重点和难点

1. 重点 经阴道后穹隆穿刺术的检查步骤、操作前准备及操作注意事项。
2. 难点 经阴道后穹隆穿刺术的并发症及其处理。

三、学习内容和要点

1. 学习内容 器械准备、患者准备、检查者准备、经阴道后穹隆穿刺术的检查步骤（双合诊检查、窥阴器检查、穿刺检查、细胞学检查）、操作注意事项、并发症及其处理。
2. 要点 经阴道后穹隆穿刺术的检查步骤及操作注意事项。

四、英语词汇、专业术语

经阴道后穹隆穿刺术 culdocentesis
直肠子宫陷凹 rectouterine pouch

五、参考资料

[1] 姜保国,陈红 . 中国医学生临床技能操作指南［M］.3 版 . 北京：人民卫生出版社,2020.
[2] 谢幸,孔北华,段涛 . 妇产科学［M］.9 版 . 北京：人民卫生出版社,2018.
[3] 沈铿,马丁 . 妇产科学［M］.3 版 . 北京：人民卫生出版社,2015.

六、思考题

1. 阴道后穹隆穿刺的适应证是什么？
2. 简述阴道后穹隆穿刺的并发症及其处理。

第二节 英文教学大纲

Ⅰ. Learning objectives and requirements

1. Master the indications, contraindications and basic procedures of culdocentesis.
2. Be familiar with the preparation, complications and treatment of culdocentesis.
3. To understand the anatomic characteristics of rectouterine pouch and its relationship with adjacent organs.

Ⅱ. Key points and difficulties in learning

1. Key points　Examination steps, preparation before operation and precautions of culdocentesis.
2. Difficulties　Complications and treatment of culdocentesis.

Ⅲ. Contents and main points of learning

1. Learning contents　Instrument preparation, patient preparation, examiner preparation, examination steps of culdocentesis (bimanual examination, vaginal speculum examination, puncture examination, cytology examination), operation precautions, complications and treatment.
2. Key points　The inspection steps and operation precautions of culdocentesis.

视频 31-1　经阴道后穹隆穿刺术操作流程

第三节 操 作 流 程

一、临床场景

患者王某，女性，30 岁，已婚有性生活，平素月经规律，5/28 天，末次月经（LMP）：2019.10.5，此次月经量较以往明显减少，且一直淋漓不净，2019.10.15 出现左下腹剧痛，来院就诊，查体：贫血貌，四肢湿冷，血压 90/60mmHg，脉搏 102 次 /min，妇科检查：外阴阴道畅，阴道后穹隆饱满，触痛；宫颈光，宫口未开，举痛（+）；宫体饱满，压痛（+）；左附件区扪及一 4cm×3cm×4cm 包块，边界不清，形态不规则，压痛（+），右附件未触及异常，尿 HCG（+）。拟行后穹隆穿刺术。

二、用物准备

1. 帽子、口罩、无菌手套，"知情同意书"纸质文件。

2. 检查床、无菌垫单、光源、后穹隆穿刺包(窥阴器、9 号长针头、宫颈钳、妇科钳或卵圆钳 2 把、弯盘、无菌洞巾、棉球、纱布)、消毒液(0.5% 碘伏)、10ml 或 20ml 注射器、污物桶。

3. 改良后妇科检查模型。

三、标准操作流程

1. 医生自我介绍,核对患者姓名、床号。

"您好,我是 ×× 医生,现在由我来给您做检查。"

2. 简单询问病史,确定需要对患者进行经阴道后穹隆穿刺术。

"根据您的情况需要为您进行后穹隆穿刺检查,请您先去解小便排空膀胱,然后回到这里。"

3. 选择光线好、明亮的房间,注意保护患者隐私及保暖(如果医生为男性,需要一名女性医务人员或一名女性家属在场)。

4. 在检查床上铺无菌垫单,嘱患者脱去一边裤腿,躺在检查床上,取截石位,两腿张开,充分暴露外阴,医生站在患者正面。

"请您配合脱下一条裤腿,躺在检查床上,两腿张开,脚踩在脚踏上,尽量放松,别紧张。这个过程中如有不舒服,请您告诉我。"

5. 检查步骤:

(1)洗手,戴无菌手套,打开穿刺包,整理器械。

(2)外阴、阴道常规消毒,铺巾。(消毒顺序:小阴唇、大阴唇→阴阜→大腿内上 1/3 →会阴、肛门。前三步由内向外,后一步由外向内)

(3)阴道检查了解子宫、附件情况,注意阴道后穹隆是否膨隆饱满。

(4)润滑窥阴器,上窥阴器,暴露宫颈,消毒宫颈、阴道。

(5)宫颈钳钳夹宫颈后唇,向前提拉,充分暴露阴道后穹隆,再次消毒。

(6)用 9 号长针头接 10ml 注射器,检查针头有无堵塞。距离阴道后壁与宫颈后唇交界处稍向下方平行宫颈管刺入,当针穿过阴道壁,有落空感(进针深约 2cm)后立即抽吸,必要时适当改变方向或深浅度,如无液体抽出,可边退边抽吸,针头拔出后,穿刺点如有活动性出血,可用棉球压迫片刻,止血后,取出窥阴器。

(7)脱去手套,嘱患者穿衣起床。

6. 检查完后告知患者注意事项。

"您好。穿刺顺利完成,您感觉怎么样? 可以起来回病房休息了。下一步的治疗措施我等会儿回病房会跟您和您的家人详谈。"

7. 完成检查,做相关记录,处理标本。

第四节　评分标准

项目	项目总分	操作要求	评分等级及分值				实际得分
			A	B	C	D	
仪表	5	穿工作衣、穿戴整齐	5	3	1	0	
操作前准备	15	医生自我介绍,核对患者姓名、床号	2.5	1.5	1	0	
		简单询问病史,向患者介绍即将做的检查	2.5	1.5	1	0	
		铺一次性垫巾,如果医生为男性,需要一名女性医务人员或一名女性家属在场	5	3	1	0	
		嘱患者排空膀胱,取截石位	5	3	1	0	

续表

项目	项目总分	操作要求	评分等级及分值				实际得分
			A	B	C	D	
操作过程	55	外阴消毒,铺巾	5	3	1	0	
		妇科双合诊了解子宫、附件情况	5	3	1	0	
		取窥阴器,窥阴器蘸润滑剂(阴道出血患者用 0.5% 碘伏润滑)	2.5	1.5	1	0	
		将窥阴器两叶合拢	2.5	1.5	1	0	
		沿阴道后壁将窥阴器插入阴道,逐渐展平、张开两叶,动作轻柔	5	3	1	0	
		暴露阴道壁、宫颈及穹隆部,检查阴道壁黏膜色泽、弹性,阴道分泌物的多少、性质、颜色、异味,宫颈的大小、外口形状、有无糜烂、息肉	5	3	1	0	
		消毒阴道和后穹隆	2.5	1.5	1	0	
		宫颈钳钳夹宫颈后唇,向前提拉,充分暴露后穹隆	2.5	1.5	1	0	
		再次消毒后穹隆	2.5	1.5	1	0	
		用 9 号长针头接 5ml 或 10ml 注射器,检查针头有无堵塞	5	3	1	0	
		在后穹隆中央或稍偏患侧,距离阴道后壁与宫颈后唇交界处稍下方平行宫颈管刺入	5	3	1	0	
		有落空感后回抽,必要时适当改变方向和深浅度,观察有无液体抽出	5	3	1	0	
		抽出穿刺针,观察穿刺点有无渗血,如有则用棉球压迫	5	3	1	0	
		取下窥阴器,嘱患者起身,协助患者起床	2.5	1.5	1	0	
操作后	10	了解患者有无不适,简短交流	2.5	1.5	1	0	
		完成检查,做相关记录	2.5	1.5	1	0	
		观察抽出的液体的颜色、性状等,必要时将标本送检	5	3	1	0	
操作质量	15	操作规范,动作轻柔	5	3	1	0	
		操作时间 5min	5	3	1	0	
		与患者沟通有效	5	3	1	0	
总计	100						

第五节　临床情景实例与临床思维分析题目

临床情景实例一

患者,女性,28 岁,已婚,G_1P_0。同房后下腹痛 1h 余,伴呕吐,不伴阴道出血。查体:体温 36.5℃,心率 105 次 /min,血压 99/63mmHg,呼吸 21 次 /min,下腹压痛及反跳痛,超声示子宫正常大小,右侧附件可见

4.7cm×3.9cm 混合型包块,盆腔积液 4.5cm,血 HCG 阴性。请进行下一步诊疗操作明确诊断。

穿刺时抽出不凝血,考虑诊断是什么?

临床思维分析:明确诊断可行经阴道后穹隆穿刺术。诊断考虑为黄体破裂,需立即手术治疗。

临床情景实例二

患者,女性,22 岁,未婚有性生活,G_1P_0。停经 39 天,阴道出血 7 天,下腹痛 2h。查体:体温 36.5℃,心率 100 次 /min,血压 106/78mmHg,呼吸 20 次 /min,右下腹压痛,超声示子宫正常大小,右侧附件可见 4.2cm×3.3cm 包块,盆腔积液 3.2cm。请进行下一步诊疗操作明确诊断。

穿刺时抽出不凝血,血 β-HCG 为 5 209mIU/ml,下一步如何处理?

临床思维分析:考虑异位妊娠可行经阴道后穹隆穿刺术。下一步建议行手术治疗。

临床情景实例三

患者,女性,37 岁,已婚,G_0P_0。因 "下腹胀痛伴发热 7 天" 入院,查体:体温 38.1℃,心率 108 次 /min,血压 93/60mmHg,呼吸 20 次 /min,消瘦,超声示子宫正常大小,双侧附件未见异常,盆腹腔大量积液。请进行下一步诊疗操作明确诊断。

穿刺时抽出浆液性草黄色清亮液体,考虑诊断是什么?

临床思维分析:根据盆腹腔积液量行诊断性腹腔穿刺术或经阴道后穹隆穿刺术,抽出适当液体,送检常规检查及细胞学检查、细菌培养、药物敏感试验,必要时检查抗酸杆菌、结核杆菌培养及动物接种。综合患者情况考虑诊断为结核性腹膜炎可能性大。

临床情景实例四

患者,女性,33 岁,G_3P_0。因双侧输卵管梗阻行体外受精 - 胚胎移植助孕治疗,拟行取卵术,请在模型上操作。

取卵后 2h 患者感腹胀腹痛,血压、心率正常,超声示双侧卵巢增大,盆腔积液 9.6cm,侧腹及肝肾间隙见少量液体,该如何处理。

临床思维分析:取卵须在超声定位下行经阴道后穹隆穿刺取卵。考虑取卵后腹腔内出血,可给予抗感染、止血等对症支持治疗,必要时可考虑腹腔镜手术探查。

临床情景实例五

患者,女性,40 岁,G_3P_1。进行性继发痛经 2 年余,妇科检查:子宫增大,左侧附件可触及 6cm×5cm 包块,超声示子宫增大约 6.5cm×5.5cm,左侧附件一大小为 5.8cm×5.4cm 厚壁囊肿,内可见细小絮状光点,请在模型上进行下一步诊疗操作明确囊肿性质。

穿刺时抽出巧克力色液体,考虑诊断是什么?

临床思维分析:可在超声定位下行经阴道后穹隆囊肿穿刺术,考虑子宫内膜异位囊肿。

(撰写人:余楠　审阅人:冯玲)

第32章 婴儿体格生长常用指标测量

第一节 中文教学大纲

一、目的和要求

1. 熟悉评价婴儿体格生长的各项指标及意义。
2. 掌握婴儿体格生长指标的测量方法。
3. 熟悉婴儿生长的规律及其在实际工作中的意义。

二、学习重点和难点

1. 正确选择测量工具。
2. 婴儿体格生长指标的测量。
3. 婴儿体格生长水平的判断。

三、学习内容和要点

1. 评价婴儿体格生长的常用指标 体重,身长,上、下部量,头围,前囟,胸围,皮下脂肪。

2. 婴儿体格生长常用指标的意义 ①体重:反映儿童体格生长发育与营养状态的指标;②身长:主要反映长期营养状态;③上、下部量:反映身体的比例;④头围:反映脑和颅骨发育情况的指标;⑤胸围:代表肺和胸廓的生长。

3. 婴儿体格生长指标的评价 生长水平、生长速度、匀称程度。

四、英语词汇、专业术语

生长发育 growth and development
头围 head circumference
身高的体重 weight-for height
生理性体重下降 physiological weight descent

五、参考资料

[1] MIKOLAJCZYK RT,ZHANG J,BETRAN AP,et al.A global reference for fetal-weight and birthweight percentiles [J].The Lancet,2011,377：1855-1861.

[2] 黎海芪,毛萌.儿童保健学[M].2 版.北京：人民卫生出版社,2009.

[3] 沈晓明,金星明.发育和行为儿科学[M].南京：江苏科技出版社,2003.

六、思考题

1. 简述小儿营养不良的判断标准。

2. 简述小儿肥胖的判断标准。

第二节　英文教学大纲

Ⅰ. Learning objectives and requirements

1. To be familiar with all indices and significance of evaluating infant physical growth.

2. To master the methods of measuring infant physical growth indices.

3. To be familiar with the laws of infant growth and its significance in practical work.

Ⅱ. Key points and difficulties in learning

1. Choosing the right measurement tools.

2. Measuring infant physical growth indices.

3. Judging the level of infant physical growth.

Ⅲ. Contents and main points of learning

1. Common indices to evaluate infant physical growth.

2. Significance of common indices of infant physical growth.

3. Evaluating infant physical growth indices.

视频 32-1　婴儿体格生长常用指标测量操作流程

第三节　操 作 流 程

一、临床场景

患儿赵某,男性,8 个月,因"腹泻 3 个月"入院。大便 6~7 次 /d,稀糊状,有时带血丝。请你为他测量体重、身长、上下部量、头围、前囟、胸围和腹部皮下脂肪厚度。

二、用物准备

婴儿秤、婴儿身长测量器、软尺、游标尺、垫布。

三、标准操作流程

1. 仪表整洁、洗手。

2. 医生自我介绍,跟家长核对患儿姓名、床号,解释测量的必要性。

"您好,我是您孩子的管床医生××,您孩子长期腹泻可能会影响他的生长发育和营养,我现在要为他进行体格检查,并进行评估,请您配合。如果过程中您有什么疑问,可以随时提出来。"

3. 操作步骤。

(1)体重测量:10kg 以下的小婴儿先进行环境准备,使室温保持在 22~24℃。测体重之前注意体重计的调零,脱去小儿衣帽及纸尿裤(小婴儿可以穿着干净的一次性纸尿裤测量),一手托住小儿的头部,一手托住臀部,放于体重秤中心,进行测量。小婴儿最好采用载重 10~15kg 盘式杠杆秤或盘式电子秤测量,准确读数至 10g。测量婴儿体重最好由两人参与,其中一位测量者称量婴儿体重,并保护婴儿不受伤害(例如跌落),读取测量结果,另外一侧测量者立刻记录婴儿测量结果。一次测量完成后,应重新调整婴儿位置并且重复测量体重,测量后比较两个结果,它们的差值应该在 0.1kg 以内,如果差距较大,超过 0.1kg,应第 3 次测量婴儿体重,最终记录两个最接近的体重值的平均值。如果婴儿过于活跃或有痛苦表现,无法精确测量体重,可以尝试推迟至下一次查体时再测量,婴幼儿的接受度可能会有提高。体温低或病重的患儿:可先将衣服、尿裤和小毛毯称重后,给患儿穿上后再测量。

(2)身长测量:一手托住小儿的头部,一手托住臀部,将小儿仰卧位放在量床底板中线上。两人配合,助手将头扶正,使头顶接触头板,同时小儿双眼直视上方,最佳头部位置是使法兰克福平面(耳眼平面)处于垂直位,即使左右两侧外耳门上缘点与左侧眶下缘点 3 点处于同一垂直面,固定小儿头部。检查者位于小儿右侧,左手按住双膝,使双腿伸直并拢,孩子的父母可以帮助固定婴儿,测量者将小儿的身体、臀部以及膝盖伸直,将小儿的脚保持在垂直位置(脚的长轴与腿的长轴垂直),右手移动足板使其接触两侧足跟,然后读刻度,注意使量床两侧读数一致。误差不超过 0.1cm。建议测量两次,取两次读数的平均值作为最终测量值,以减少误差。

(3)上、下部量:取仰卧位或立位,用软尺或硬尺测量自耻骨联合上缘至足底的垂直距离,为下部量,精确至 0.1cm。身长减去下部量即为上部量。建议测量两次,取两次读数的平均值作为最终测量值,以减少误差。

(4)头围测量:3 岁以内婴幼儿需测量头围。被测者取立位或坐位,测量者位于被测者前方或一侧,用拇指将软尺零点固定于一侧眉弓上缘处,软尺经过耳上方,经过枕部最突出的部位,即枕骨粗隆最高点,两侧对称,从另一侧眉弓上缘回至零点,皮尺应紧贴皮肤,压紧头发及皮下组织,读数误差不超过 0.1cm。重新调整皮尺,再次测量头围。两次测量结果差距应在 0.2cm 范围内。如果测量的差异超过 0.2cm,则应重新定位,进行第 3 次测量。最终记录两次最接近一致的测量值的平均值。

(5)前囟:用手轻轻触摸前囟,找到其对边线的中点,测量前囟对边线中点连线的长度,记录以厘米为单位,读至小数点后 1 位。

(6)胸围测量:取卧位,测量者位于被测者前方或一侧,用手指将软尺零点固定于一侧乳头的下缘,手拉软尺,绕经小儿后背,以两肩胛骨下角下缘为准,注意前后左右对称,经另一侧回到起点,然后读数。取平静呼、吸气时的中间数,误差不超过 0.1cm。量时软尺应紧贴皮肤,注意软尺不要打折。重新调整皮尺,再次测量胸围。两次测量结果差距应在 0.2cm 范围内。如果测量的差异超过 0.2cm,则应重新定位,进行第 3 次测量。最终记录两次最接近一致的测量值的平均值。

(7)皮下脂肪:局部暴露患儿腹部。右手示指确定锁骨中线与脐平面交点。左手示指、拇指各旁开 1.5cm,垂直捏起。右手持游标尺测量,记录以厘米为单位,读至小数点后 1 位。

4. 告知家长检查完成。

"检查完了,谢谢家长配合。"

5. 检查完成，做相关记录。

第四节 评分标准

项目	项目总分	内容要求	评分等级及分值				实际得分
			A	B	C	D	
仪表	3	工作衣帽及口罩，穿戴整齐	3	2	1	0	
体重	13	准备：婴儿秤，使用前调零	3	2	1	0	
		秤量及读数：婴儿卧于秤盘中。记录以千克为单位，读至小数点后1位	7	5	3	0	
		口述注意事项：每天测量应在同一时间。注意排空大小便。注意减去衣服的重量。注意安全与保暖	3	2	1	0	
身长	14	姿势：婴儿仰卧于量床底板中线上，两耳在同一水平，头顶接触头板，两膝部及下肢紧贴底板	3	2	1	0	
		测量：轻移足板，使两足底紧贴足板，头板至足板的距离，读数并记录结果。读至小数点后1位	8	5	3	0	
		该年龄阶段身长的正常值	3	2	1	0	
上下部量	13	准备：软尺。取卧位	3	2	1	0	
		测量：用软尺或硬尺测量自耻骨联合上缘至足底的垂直距离，为下部量，精确至0.1cm。身长减去下部量即为上部量	7	5	3	0	
		口述临床意义：某些疾病可存在身体各部分比例失调	3	2	1	0	
头围	13	准备：软尺。取立位、坐位或仰卧位。测量者立于被量者右前方或后方	3	2	1	0	
		测量及读数：用左手拇指将软尺零点固定于头部右侧齐眉弓上缘处。软尺从头部右侧经过枕骨粗隆最高处而回至零点。以厘米计算，读至小数点后一位	7	5	3	0	
		口述注意事项：测量时软尺应紧贴皮肤、松紧适中、左右对称；头发长者应先将头发在软尺经过处分开	3	2	1	0	
前囟	13	准备：量尺	3	2	1	0	
		测量及读数：测量前囟对边线中点连线的长度。记录以厘米为单位，读至小数点后1位	7	5	3	0	
		口述临床意义：评估中枢神经系统发育状况	3	2	1	0	
胸围	13	准备：软尺，取卧位或立位；小儿处于平静呼吸状态，两手自然平放或下垂，两眼平视。测量者立于其前方或右方	3	2	1	0	
		测量及读数：用左手拇指将软尺固定于乳头下缘。右手拉软尺绕经后背两肩胛骨下角下缘，经左侧而回至零点。取平静呼吸中间读数或呼、吸气时平均数。以厘米计算，读至小数点后1位	7	5	3	0	
		口述注意事项：软尺位置前后左右对称，各处轻轻接触皮肤，但不束缚呼吸	3	2	1	0	

项目	项目总分	内容要求	评分等级及分值				实际得分
			A	B	C	D	
皮下脂肪	13	准备：游标尺	3	2	1	0	
		测量及读数：①上臂：左上臂中点；②背部：左肩胛骨下角稍偏外侧，皮褶与脊柱呈 45° 角；③腹壁皮下脂肪：锁骨中线与脐平面交点，食指、拇指各旁开1.5cm，垂直捏起。记录以厘米为单位，读至小数点后 1 位	7	5	3	0	
		口述临床意义：评估儿童营养状况	3	2	1	0	
操作质量	5	动作是否准确、熟练	5	3	1	0	
总分	100						

第五节　临床情景实例与临床思维分析题目

临床情景实例一

患儿，男性，1 岁，请为该患儿测量身长体重，并口述 2~12 岁小儿身高、体重的估算公式。

临床思维分析：3 岁以下小儿使用婴儿量床仰卧位测量身长，使用盘式体重秤仰卧位测量体重。2~12 岁身高 = 年龄 × 7+75；2~12 岁体重 = 年龄 × 2+8。

临床情景实例二

患儿，女性，3 岁，请为该患儿测量上臂围并评估营养状况。

临床思维分析：上臂围的测量方法：双手自然平放或下垂，一般测量左上臂，将软尺零点固定于上臂外侧肩峰至鹰嘴连线中点，沿该点水平位将软尺紧贴皮肤绕上臂一周，回至零点，读数记录至小数点后一位数，两次测量取平均值。1~5 岁小儿的营养状况用左手上臂围来评估：>13.5cm 为营养良好，12.5~13.5 为营养中等，<12.5cm 为营养不良。

临床情景实例三

患儿，男性，3 个月，因"易激惹、夜惊、多汗、枕秃"就诊。请为该患儿测量前囟并口述前囟检查的意义。

临床思维分析：前囟是指额骨与顶骨之间的菱形间隙，大小表示为对边中点的连线（直尺）。前囟检查的意义：过早闭合可能存在小脑畸形等，过晚闭合可能存在佝偻病、脑积水、先天性甲状腺功能减退症等；前囟饱满可能存在颅内压增高，前囟凹陷可能存在脱水。

临床情景实例四

患儿，男性，5 岁，因"智力低下，腹胀便秘"就诊。请为该患儿测量身高、体重、上下部量。

临床思维分析：某些疾病时身体各部分比例失常，需要分开测量上下部量进行比较。3 岁以上儿童取立位测量，要求同身高测量，上部量指自头顶至耻骨联合上缘的垂直距离，下部量指耻骨联合上缘至足底的垂直距离。

临床情景实例五

患儿,女性,3 个月,因"拒奶、反应差、哭时无泪、四肢肢体发凉"住院治疗,需根据患儿体重监测液体出入量,请为该患儿测量体重。

临床思维分析:体温低或病情重的患儿测量体重时,可先将衣服、纸尿裤和小毛毯称重,再给患儿穿上后再测量。

(撰写人:吴薇　审阅人:陈瑜)

第33章 婴幼儿喂养

第一节 中文教学大纲

一、目的和要求

1. 掌握婴幼儿喂奶量的计算。
2. 掌握婴幼儿喂养配奶的操作。
3. 掌握婴幼儿喂养的操作要点。

二、学习重点和难点

1. 婴幼儿喂养配奶量的计算。
2. 婴幼儿喂养配奶操作。
3. 婴幼儿喂养操作要点。

三、学习内容和要点

1. 婴幼儿喂养喂奶量的计算　计算日需要能量；计算共需配方奶、共需液量、应加水量，每次喂哺配方奶量、配方奶温开水量。

2. 婴幼儿喂养配奶操作要点　操作者保持手卫生；将温开水倒入奶瓶时，开水瓶不要触碰瓶口；取、放奶粉量匙时，不要触碰勺子前端；加好奶粉后，及时关上奶粉罐的盖子；摇动奶瓶直至奶粉完全溶解。

3. 婴幼儿喂养注意事项　喂奶时孩子不能平卧；喂奶时奶瓶倒立奶液充满奶嘴；喂奶后竖抱孩子、轻拍背；奶粉不能过期，即冲即饮，按需喂养。

四、英语词汇、专业术语

营养 nutrition
膳食营养素参考摄入量 dietary reference intakes
母乳喂养 breast feeding
人工喂养 artificial feeding

五、参考资料

[1] 吴坤 . 营养与食品卫生学 [M].6 版 . 北京：人民卫生出版社，2007.

[2] 中国营养学会 . 中国居民膳食营养素参考摄入量（2013 版）[M]. 北京：中国标准出版社，2014.

[3] DUGGAN C.Nutrition in Pediatrics [M].5th ed.Beijing：People's Medical Publishing House-USA，2016.

六、思考题

1. 简述母乳喂养的优点。

2. 与人乳相比，简述牛乳等其他兽乳的缺点。

3. 简述婴幼儿食物转换的原则。

第二节　英文教学大纲

I. Learning objectives and requirements

1. To master the calculation of milk volume in infant and young child feeding.

2. To master the operation of milk preparation of infant and young child feeding.

3. To master the operation points of infant and young child feeding.

II. Key points and difficulties in learning

1. Calculation of milk volume in infant and young child feeding.

2. Operation of milk preparation of infant and young child feeding.

3. Operation points of infant and young child feeding.

III. Contents and main points of learning

1. Calculation of milk volume in infant and young child feeding.

2. Operation points of milk preparation of infant and young child feeding.

3. Precautions for infant and young child feeding.

视频 33-1　婴幼儿喂养操作流程

第三节　操作流程

一、临床场景

惠儿马某，男性，5 个月，体重 7kg。为人工喂养，每天饮奶 5 次（婴儿配方奶），请为他配制一次奶量。

二、用物准备

奶粉(注意保质期)、温度适宜的洁净饮用水(45℃以下)、已消毒用物(奶瓶、奶嘴)。

三、标准操作流程

(一)进行奶量的计算

1. 5 个月婴儿每日需要的能量为 100kcal/kg,7kg 共需能量 700kcal/d。
2. 由于配方奶热量为 70kcal/100ml,因此共需配方奶 1 000ml。
3. 5 个月婴儿每日需要的液量为 150ml/kg,7kg 共需液量 1 050ml/d。
4. 扣除牛奶量,应加的水量为 1 050-1 000=50ml。
5. 根据该婴儿每日喂哺 5 次,则每次喂哺配方奶为 1 000ml/5=200ml,50ml 的水量在每次喂奶中间酌情喂哺。

(二)计算好奶量后的实际操作

1. 仪表整洁,戴帽子和口罩,七步洗手法洗手。
2. 医生自我介绍,核对患者姓名、床号。

"您好,我是您的管床医生 ××,我现在要为您的孩子配一次奶。根据您孩子的年龄、体重和每天需要喂奶次数(5 次),我们计算出您孩子一次需喂哺 200ml 的配方奶。我现在就给您配制 200ml 配方奶,请您注意看,如果过程中您有什么疑问,可以随时提出来。"

3. 下面开始配奶。

(1)"因为这种奶粉是 1 平匙奶粉加 30ml 的水,所以我们先将 180ml 的温开水倒入奶瓶。"

(2)加入 6 平匙的奶粉。注意使用罐内专用量匙及罐口直槽刮取平匙奶粉。

(3)盖上,摇动,直至奶粉完全溶解,看不到凝块为止。

(4)试温度(将奶液滴少量于手背上)。

"在喂奶之前我还要告诉您一些注意事项:①喂奶时宝宝不能平卧,最好能使宝宝上身呈约 45° 角倾斜,以防呛奶;②喂奶时要使奶嘴完全充满奶液,以防宝宝吸入过多的空气;③喂完后不要立即让宝宝平卧,要给他拍背,协助其排气;④婴儿奶是即冲即饮的,配好的奶液不能保存;⑤奶粉罐上应注明开启日期,密封保存于阴凉处,并在开启 3 周内用完。"

"以上就是标准的配奶方法,您还有什么问题吗?"

第四节 评 分 标 准

项目	项目总分	操作要求	评分等级及分值				实际得分
			A	B	C	D	
仪表	3	工作衣帽及口罩,穿戴整齐	3	2	1	0	
操作前准备	29	奶量计算:①5 个月婴儿体重 7kg。日需要能量为 100kcal/kg,7kg 共需能量 700kcal/d。②配方奶热量:70kcal/100ml,共需配方奶 1 000ml。③5 个月婴儿体重 7kg。日需要液量为 150ml/kg,7kg 共需液量 1 050ml/d。④扣除牛奶量,计算应加的水量 1 050-1 000=50ml。⑤若每日喂哺 5 次,则每次喂哺配方奶 200ml,中间酌情喂哺相应水量	15	10	5	0	
		谈话,征得家长同意	5	3	1	0	

续表

项目	项目总分	操作要求	评分等级及分值 A	B	C	D	实际得分
操作前准备		洗手,戴口罩、帽子,清点所需物品(口述)	6	4	2	0	
		核对患儿姓名、床号,与家长简短交流	3	2	1	0	
操作过程	39	将 180ml 温开水倒入奶瓶中(要求:开水瓶不要触碰瓶口)	6	4	2	0	
		使用罐内专用量匙及罐口直槽刮取平匙奶粉,将 6 平匙的奶粉加入奶瓶中(要求:①开关奶粉罐、奶瓶熟练无误;②加水和奶粉时熟练无误;③取、放奶粉量匙时,不要触碰勺子前端;④加好奶粉后,及时关上奶粉罐的盖子)	21	14	7	0	
		摇动奶瓶直至奶粉完全溶解(说明凝块已完全溶解或口述凝块已完全溶解)	6	4	2	0	
		试温	6	4	2	0	
操作后	18	整理用物及操作场所	3	2	1	0	
		向家长交代注意事项(共 5 点)	15	10	5	0	
操作质量	11	计算奶量时思维和言语清晰	5	3	1	0	
		动作是否准确、娴熟	6	4	2	0	
总分	100						

第五节 临床情景实例与临床思维分析

临床情景实例一

一男婴,2 个月,体重 5kg,请配制配方奶后进行人工喂养(每天 8 次)。请写出喂养方案。

临床思维分析:2 个月婴儿每日所需热卡为 90kcal/kg,一般市售婴儿配方奶粉 100g 供能约 500kcal,故需婴儿配方奶粉 18g/(kg·d)。该男婴每天所需奶粉总量为 90g,每次奶粉量 11.25g;一小量勺含奶粉约 4.4g,该婴儿每次需要约 2.5 勺;一小量勺奶粉对应 30ml 水,故每次配奶所需水量 75ml;该男婴每天摄入配方奶液体总量为 75ml × 8=600ml,即 120ml/(kg·d),满足每日液体需要量,不需额外补水。

临床情景实例二

一女婴,6 个月,体重 8kg,现因其母亲患活动性肺结核不能进行母乳喂养,请评价该女婴的发育情况,并计算喂养量(每天 6 次)。如果喂养过程中,该患儿突然出现呛咳,该如何处理?

临床思维分析:初步评估该女婴的发育状态,根据体重计算公式(月龄 +9)/2 为 7.5kg,该女婴发育良好。6 个月婴儿每日所需热卡为 80kcal/kg;需婴儿配方奶粉 16g/(kg·d)。该女婴每天所需奶粉总量为 128g,每次奶粉量约 21g,每次需要约 5 勺;一小量勺奶粉对应 30ml 水,故每次配奶所需水量 150ml,该女婴每天摄入配方奶液体总量为 150ml × 6=900ml;婴儿每日液体需要量为 120~160ml/kg,每天需额外补充最低喂水量 120ml/kg × 8kg-900ml=60ml。

如果喂养过程中,该患儿突然出现呛咳,应立即停止喂养,将患儿头侧向一边,轻拍背,促奶液从气道咳出,及时清理呼吸道,必要时吸氧以及进一步处理,警惕吸入性肺炎。

临床情景实例三

一女婴,5 个月,体重 7kg,因无配方奶粉,请计算含 8% 糖牛奶的奶方及喂养方案(每天 6 次)

临床思维分析:100ml 糖牛奶供能 67kcal,8% 糖牛奶 100ml 供能约 100kcal;5 个月婴儿每天所需能量为 7kg×90kcal/kg=630kcal,每天需 8% 糖牛奶 630ml,每次需 8% 糖牛奶 105ml;该婴儿每天液体量 120ml/kg×7kg=840ml,故需额外补水 840-630=210ml。

临床情景实例四

一男婴,3 个月,体重 6kg,平素有少许湿疹,现需要配方奶喂养,请制定喂养方案(每天 6 次)。如果喂养过程中,患儿出现湿疹加重,并出现少许血便,该如何处理?

临床思维分析:3 个月婴儿每日所需热卡为 90kcal/kg,一般市售婴儿配方奶粉 100g 供能约 500kcal,故需婴儿配方奶粉 18g/(kg·d)。该男婴每天所需奶粉总量为 108g,每次奶粉量 18g;一小量勺含奶粉约 4.4g,该患儿每次需要约 4 勺;一小量勺奶粉对应 30ml 水,故每次配奶所需水量 120ml;该男婴每天摄入配方奶液体总量为 120ml×6=720ml,即 120ml/(kg·d),满足每日液体需要量,不需额外补水。

喂养过程中出现湿疹加重,少许血便,需考虑到牛奶蛋白过敏可能性,建议及时更换氨基酸配方奶或者深度水解蛋白配方奶。

(撰写人:吴薇　叶娟　审阅人:陈瑜)

第34章 小儿心肺复苏

第一节　中文教学大纲

一、目的和要求

1. 熟悉儿童心跳呼吸骤停的原因（与成人的区别）。
2. 熟悉儿童心跳呼吸骤停的临床表现。
3. 掌握儿童心肺复苏的要点。

二、学习重点和难点

1. 儿童心肺复苏的目标。
2. 儿童心肺复苏的适应证。
3. 儿童心肺复苏操作要点（难点）。

三、学习内容和要点

1. 儿童心跳呼吸骤停的原因　呼吸性骤停占绝大部分，心脏原因较少；与成人有别（成人以心源性为主）。

2. 儿童心跳呼吸骤停临床表现　突然昏迷；瞳孔扩大；大动脉搏动消失；心音消失或心动过缓；呼吸停止或严重呼吸困难。

3. 儿童心肺复苏的适应证　各种原因造成的儿童呼吸、循环骤停。

4. 儿童心肺复苏的目标　初级目标：自主循环恢复；次级目标：减少神经系统损伤；终极目标：出院存活率。

5. 儿童心肺复苏的操作要点　快速判断、开放气道、胸外按压（部位、深度、频率、通气按压比）、复苏后评估。

四、英语词汇、专业术语

基础生命支持 basic life support

心肺复苏 cardiopulmonary resuscitation

自动体外除颤仪 automated external defibrillator

胸外按压 chest compressions

五、参考资料

［1］ATKINS DL，DE CAEN AR，BERGER S，et al.2017 American Heart Association focused update on pediatric basic life support and cardiopulmonary resuscitation quality：an update to the American Heart Association guidelines for cardiopulmonary resuscitation and emergency cardiovascular care［J］. Circulation.2018；137（1）：e1-e6.

［2］程晔，刘小娥，陆国平.2015 美国心脏协会心肺复苏指南更新解读——儿童基础生命支持部分.中国小儿急救医学.2015,22（11）：747-751.

［3］中华医学会儿科学分会急诊学组中华医学会急诊分会儿科学组中国医师协会重症医学医师分会儿科专家委员会.儿童心肺复苏指南中国小儿急救医学.2012,19（2）：112-113.

六、思考题

1. 简述儿童心肺复苏的禁忌证。

2. 如何快速评估儿童复苏成功？

3. 简述儿童复苏过程中的药物选择。

第二节　英文教学大纲

Ⅰ. Learning objectives and requirements

1. Be familiar with the causes of cardiac and respiratory arrest in children.

2. Be familiar with the clinical manifestations of cardiac and respiratory arrest in children.

3. Master the essentials of children's cardiopulmonary resuscitation.

Ⅱ. Key points and difficulties in learning

1. The goals of CPR in children.

2. Indications for cardiopulmonary resuscitation in children.

3. Key points of children's cardiopulmonary resuscitation operation.

Ⅲ. Contents and main points of learning

1. Causes of cardiac and respiratory arrest in children.

2. Clinical manifestations of cardiac and respiratory arrest in children.

3. Indications for cardiopulmonary resuscitation in children.

4. Goals of CPR in children.

5. The operation points of children's cardiopulmonary resuscitation.

视频 34-1　小儿心肺复苏操作流程

第三节 操 作 流 程

一、临床场景

患儿周某,4 岁,女孩,因呕吐在儿科急诊室候诊时出现突发昏迷,呼之不应。

二、用物准备

儿童模具、除颤仪、纱布、手电筒、听诊器。

三、标准操作流程

1. 大声呼喊"喂,宝宝,醒一醒!……",快速观察患儿呼吸,患儿无反应、无呼吸或仅仅是喘息,10s内判断无脉搏(≤1 岁,肱动脉、股动脉;>1 岁,颈动脉),立即启动急救系统,开始心肺复苏,准备除颤仪。

2. 确认正确体位 仰卧在坚固的平面床上,在患儿一侧行心肺复苏。

3. 人工呼吸之前先立即开始胸外按压,以 100 次/min 的频率,进行胸外按压,胸外按压的深度为胸廓前后径的 1/3,每次下压与放松时间比为 1:1,按压后保证胸骨完全回弹。(注意:一只手掌根部放在胸骨下半部,另一只手平行重叠压在手背上,保证手掌根部横轴与胸骨长方向一致,肘关节伸直,依靠肩部和背部的力量垂直向下按压)

4. 单人按压和呼吸比例按照 30:2 进行,30 次按压完毕后接着进行 2 次人工呼吸。(注意:清理呼吸道,使下颌尖、耳垂的连线与地面呈垂直状态,保证呼吸道通畅,捏住患儿鼻孔,吸一口气,用口唇把患儿的口罩住,缓慢吹气,确保呼吸时有胸廓起伏)

5. 快速监测心律,若为心室颤动,现场有除颤仪时,同时尽快连接体外除颤仪,在 3min 内电除颤(首次 2J/kg),电击完成后立即进行新一轮心肺复苏(2min 检查一次心律)。电极位置:根据手柄上标识一电极板贴于胸骨右缘第 2、3 肋间(心底部),另一电极板置于心尖部。

6. 心肺复苏过程中 3~5min 给予一次肾上腺素 0.01mg/kg 静脉用药,无效可重复 2~3 次,可递增剂量或 0.1~$1\mu g/(kg \cdot min)$ 持续静脉输入。心律无法恢复的患儿,用 5%$NaHCO_3$1ml/kg 静脉注射,每复苏 10min 重复 1 次。若为心室颤动,可用药物利多卡因 1mg/kg 缓慢静脉注射,难以纠正的心室颤动给予胺碘酮 5mg/kg 静脉注射(口头医嘱,护士执行)。若心率出现,但非常缓慢,可用阿托品 0.01~0.02mg/(kg·次)静脉注射,最大总量 1mg/次,间隔 5min 可重复。

7. 高级气道通气 气管插管,呼吸 20~30 次/min,与持续性胸外按压不同步(口头描述)。

操作直到患儿复苏成功,或者死亡。

第四节 评 分 标 准

项目	项目总分	操作要求	评分等级及分值				实际得分
			A	B	C	D	
仪表	3	工作衣帽及口罩,穿戴整齐	3	2	1	0	
操作前准备	3	检查所需物品(口述)	3	2	1	0	

续表

项目	项目总分	操作要求	评分等级及分值				实际得分
			A	B	C	D	
操作过程	78	迅速检查患儿意识反应、呼吸,10s 内判断无脉搏	6	4	2	0	
		正确的体位	3	2	1	0	
		胸外按压(按压部位、姿势)	6	4	2	0	
		胸外按压(频率为每分钟至少 100 次、深度为胸廓前后径的 1/3、按压后保证胸廓充分回弹)	12	8	4	0	
		清理、开放气道	6	4	2	0	
		人工呼吸、频率、是否有胸廓起伏,按压和呼吸比例按照 30∶2 进行	12	8	4	0	
		迅速应用除颤仪监测患儿心律	6	4	2	0	
		短时间内除颤(电极位置、能量、电击次数)	12	8	4	0	
		心肺复苏过程中用药(口头医嘱)	3	2	1	0	
		高级气道通气:气管插管、呼吸频率(口头)	6	4	2	0	
		2min 迅速检查一次心律、呼吸情况	6	4	2	0	
操作后	12	清洁器械及操作场所	3	2	1	0	
		取手套,抢救记录(口述)	3	2	1	0	
		可能的病因(诊断及鉴别诊断)	6	4	2	0	
操作质量	4	复苏成功与否	4			0	
总计	100						

第五节 临床情景实例与临床思维分析

临床情景实例一

5 岁男孩,因溺水被紧急送至急诊室,口唇发绀,呼之不应,作为急诊接诊医生,如何处理?

临床思维分析:面对此患者应立即进行生命体征评估,包括意识、呼吸,并于 10s 内判断有无脉搏(≤1 岁,肱动脉、股动脉;>1 岁,颈动脉),视情况启动 CPR。

临床情景实例二

8 岁患儿,在儿童急诊室排队候诊时突发心搏骤停,需要急诊室医生就地抢救。

临床思维分析:情景考察医生心肺复苏流程,尤其是按压手法,包括位置、深度、频率以及按压通气比。(部位:胸骨中下段;深度:胸廓前后径的 1/3;频率:100 次/min 以上;按压通气比 30∶2)

临床情景实例三

一过敏性休克患儿出现心跳停止,在急诊室抢救后出现心室颤动,如何处置。

临床思维分析:此情景考察接诊医生儿童电除颤技能,具体要点:①电极片位置:1 个位于胸骨右缘第

2、3 肋间(心底部),1 个位于心尖部。②除颤能量(首次 2J/kg)。

临床情景实例四

家属抱着 3 岁儿童冲进急诊室,告知医生患儿吃花生呛咳后反应变差,需要紧急抢救。

临床思维分析:主要考察医生快速评估患儿生命体征,对于有呼吸道梗阻的病例首先需要进行气道的清理,并寻求多学科的合作救治。

临床情景实例五

门诊抢救一个 120 急诊转诊的 3 岁重症肺炎患儿,心跳停止后心肺复苏仍无自主呼吸心跳,接下来如何处置?

临床思维分析:主要考察医生心肺复苏过程中药物的使用,心肺复苏过程中 3~5min 给予一次肾上腺素 0.01mg/kg 静脉用药,无效可重复 2~3 次,可递增剂量或 0.1~1μg/(kg·min)持续静脉输入。

临床情景实例六

门诊持续抢救 9 岁呼吸、心搏骤停儿童 15min,持续按压并使用肾上腺素仍未恢复自主心律,接下来如何处置?

临床思维分析:主要考察接诊医生对基础生命支持流程的熟悉程度,对于心跳未恢复的情况,应就地继续按压及完成相应抢救处理,不能贸然转运错过抢救时机。

(撰写人:熊鹏　审阅人:陈瑜)